DIE INTRAKAPSULARE STAREXTRAKTION

VON

A. ELSCHNIG
PRAG

MIT 26 ABBILDUNGEN

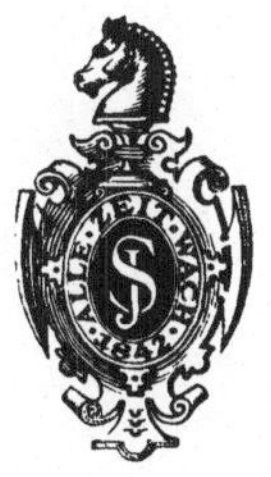

Springer-Verlag Berlin Heidelberg GmbH 1932

ISBN 978-3-662-34336-4   ISBN 978-3-662-34607-5 (eBook)
DOI 10.1007/978-3-662-34607-5

Inhaltsverzeichnis.

A. Einleitung.

Gerade ein Dezennium ist verflossen, seitdem die Operationslehre im GRAEFE-SAEMISCHschen Handbuche und das darin von mir bearbeitete Kapitel »Staroperationen« erschienen ist. Ich konnte auf Grund eigener Erfahrungen über intrakapsulare Extraktion damals eingehender nur über die SMITH-Extraktion mich aussprechen, und zum Schlusse des Kapitels die große Einschränkung machen, daß meines Erachtens an der Extraktion der Linse in der Kapsel (nach SMITH) der Operateur mehr Freude habe als der Operierte. Das verflossene Dezennium hat einen gewaltigen Wandel geschaffen, und zufolge der Einführung anderer und neuerer Verfahren möchte ich jetzt mit viel größerer Sicherheit aussprechen, daß die Extraktion in der Kapsel nicht nur das Idealverfahren der Starextraktion darstellt, sondern auch in ihrer Methodik so weit gediehen ist, daß auch der praktische Augenarzt sich derselben zuwenden kann und soll. Gerade von letzterem Gesichtspunkte aus möchte ich alle gegenwärtigen Erfahrungen über die intrakapsulare Starextraktion (i. E.) in diesem Buche niederlegen.

Die ältesten Versuche, die aber zu keinem brauchbaren Resultat geführt bzw. keine Nachahmung gefunden hatten, sind in der Operationslehre eingehend angeführt und wäre nur richtigzustellen, daß nach FROMAGET (1925) LOUIS BÉRANGER 1757 zuerst Extraktionen in der Kapsel ausgeführt hat.

Das älteste Verfahren, welches methodisch die i. E. zum Zwecke hat, ist das von H. PAGENSTECHER. Wohl war es früher schon, vielleicht ein Jahrhundert vorher, ab und zu gelungen, einen Star, in der Regel einen zyklitischen, mit der Pinzette zu fassen und in der Kapsel zu extrahieren, aber erst PAGENSTECHER hat gezeigt, daß die i. E. nicht nur, wie bereits allgemein anerkannt, besonders vorteilhaft, sondern auch regelmäßig ausführbar ist. Nach PAGENSTECHER war es HENRY SMITH in Yullunder, der an einem enormen Material das Verfahren der Expression der Linse ausgebildet hat, welches durch mehr als ein Jahrzehnt, insbesondere in den Ländern englischer Zunge, allgemeine Beachtung gefunden hat. Aus HENRY SMITHS Verfahren ist annähernd das von H. KNAPP und STANCULEANU hervorgegangen, dessen Weiterentwicklung, wie ich glaube, den vorläufigen Abschluß oder wenigstens Stillstand der Bestrebungen zur i. E. gebracht hat. Es besteht darin, daß die Linse mit einer stumpfen Kapselpinzette gefaßt, mit derselben nach oben luxiert und dann nach Smith durch einfache Pression entbunden wird. Knapps Schüler Török hat das Verfahren dahin abgeändert, daß er die Linse in der oberen Hälfte faßt und unter Hilfe des Schielhakens, ohne die Pinzette abzusetzen, die Linse rechtläufig entbindet. Ungefähr gleichzeitig hat das Verfahren von Barraquer, die Linse mit einem mittels eines kleinen an die Vorderfläche angelegten Löffels anzusaugen und so zu entbinden, gleichfalls die gebührende Beachtung gefunden.

Ich selbst habe, überzeugt von der Überlegenheit der i. E., zuerst die Expression der Linse nach H. Smith an einem größeren Material studiert, dann in einer kleineren Zahl von Fällen das Verfahren von Stanculeanu und später Stanculeanu-Török in ihrem Originalvorgehen, schließlich, gleichfalls an größerem Material, das Barraquersche Verfahren versucht; seit nunmehr $5^1/_2$ Jahren habe ich unter Übernahme einzelner wichtiger Details aus dem Barraquerschen Verfahren das Knapp-Töröksche Verfahren weiter modifiziert und nunmehr an über 1500 Fällen angewendet und eingehend studiert.

Im folgenden werde ich zuerst dieses Verfahren, welches sich nur durch mehrere, aber, wie ich glaube, integrierende Hilfsmaßnahmen und Abänderungen von dem Knapp-Törökschen Verfahren unterscheidet, und das meines Erachtens zufolge seiner Sicherheit und Leichtigkeit zu allgemeiner Einführung geeignet ist, eingehender schildern[1], anschließend daran das Verfahren von Pagenstecher, Smith und Barraquer, da dieselben für einzelne Fälle geeignet sind, und zwar für solche, in denen unser gewöhnliches Verfahren nicht anwendbar ist, und die sonstigen erwähnenswerten Verfahren und Abänderungen der i. E. anführen.

B. Ausführung der intrakapsularen Starextraktion nach Knapp-Török-Elschnig.

I. Vorbereitungen zur intrakapsularen Staroperation.

Sie decken sich mit denen für jede Staroperation überhaupt. Es ist gleichfalls eine Errungenschaft des letzten Dezenniums, daß auch an konservativen Kliniken nicht mehr die Verpflichtung besteht, den am Nachmittag aufgenommenen Starkranken am nächsten Tage bereits zu operieren. Die kurze Verzögerung, die durch die notwendige Voruntersuchung oder Vorbehandlung bedingt ist, wird leicht wettgemacht durch die Abkürzung der Heilungsdauer und durch die Sicherung und Verbesserung der Erfolge der Operation.

---

[1] Wir haben bis vor kurzem diese Extraktionsart »Stanculeanu-Török« oder »Stanculeanu-Knapp-Török« genannt. Nach Einsicht in die Originalmitteilungen haben wir gesehen, daß sich unser Vorgehen mit keinem der genannten Verfahren deckt. Siehe S. 45.

1. Einüben der Kranken. Das Einüben der Kranken fällt heute fast weg, da durch die Zügelnaht der zu operierende Augapfel vollständig in die Gewalt des Operateurs gegeben ist. Immerhin erleichtert es insbesondere die Anlegung der Zügelnaht, wenn der Kranke nach abwärts zu schauen gelernt hat, und die Nachbehandlung. Aber das Unterlassen des Zukneifens der Lider muß den Patienten doch gut eingeübt werden, wenn dies auch nur für die Nachbehandlung von Bedeutung ist, da durch die Akinesie VAN LINT-ROCHATS der Liddruck bei der Operation selbst und unmittelbar nachher ausgeschaltet ist.

2. Untersuchung des Operationsfeldes (Bakteriologische Voruntersuchung). Die Maßnahmen zur Verhütung der postoperativen Infektion sind nunmehr allgemein anerkannt und eingeführt, wenn auch manche derselben für die i. E. nicht jene Bedeutung haben, wie für das ältere Verfahren; denn durch die kurze Dauer der Operation, durch das Vermeiden von wiederholtem Eingehen in die Vorderkammer mit verschiedenen Instrumenten, endlich durch das Fehlen der durch rückbleibende Starreste immer erfolgenden Reizzustände der Iris ist nicht nur der Heilungsvorgang in der Regel wesentlich verkürzt, sondern auch jene geringen Irisveränderungen fast immer vermieden, welche sich nach extrakapsularer Extraktion in der Etablierung von hinteren Synechien so regelmäßig äußern und sicher für weitere Entzündungsmöglichkeiten einen locus minoris resistentiae geschaffen haben.

Unmittelbar nach der Aufnahme, sofern am selben Tage der Kranke noch nicht desinfizierende Augentropfen verwendet hat, wird die erste Abnahme aus dem Bindehautsack für die Kultur vorgenommen. Unmittelbar nach derselben setzt wieder die prophylaktische Behandlung ein bis zum Abend desselben Tages, wenn der Kranke vormittags abgenommen wurde, oder des nächsten, falls die Abnahme abends erfolgte. Am nächsten Morgen werden keine desinfizierenden Spülungen oder Einträufelungen vorgenommen, bis die Kultur untersucht bzw. eine neue Abnahme erfolgt ist.

Durch mehrere Tage wird, wenn nicht schon bei den ersten Untersuchungen der Bindehautsack steril gefunden wurde, fünf- bis zehnmal (je nach dem Keimgehalt bei der ersten Untersuchung) Hydrargyrum oxycyanat. Lösung $^1/_{50}$% bei stark zurückgeneigtem Kopf, jeweilig 10—15 Tropfen in den Bindehautsack eingeträufelt und abends Bettisalbe eingestrichen.

<pre>
      Rp. Hydrarg. oxyd. flav. alcoholisat.   0,2
           Aqu. dest.   1,0
             Misce exact. et adde Lanol. anhydr. 2,0
             Misce et adde
           Vaselini puriss. pro usu ophthalm.   8,0
             Misce exact.
</pre>

Wie KRÜCKMANN (siehe JAHNKE 1930) gefunden, wirkt die Schweissingersalbe ebenso gut wie die Bettisalbe.

An größeren Kliniken, wo die gegenseitige Infektionsgefahr eine viel größere ist, soll nur operiert werden, wenn der Bindehautsack an zwei aufeinander folgenden Tagen steril ist oder nur ganz große Staphylokokken (Luftstaphylokokken) oder Xerosebacillen enthält. Für kleine Krankenanstalten und Privatbetriebe genügt nach mehrtägiger Vorbehandlung wohl auch die Untersuchung eines Epithelabstriches, aber sowohl von der unteren Übergangsfalte als von der oberen Bulbusbindehaut, die natürlich viel zeitraubender ist als die Untersuchung der Kultur.

Als Kulturflüssigkeit wird nach wie vor steriles Menschenserum 1 : 2 Bouillon, zusammen nur 1 ccm, verwendet. Wir ziehen das sterile Menschenserum dem Pferdeserum vor, da wir es jederzeit zur Verfügung haben. Mit dem eng ausgezogenen Glasröhrchen wird ein Tropfen Kulturflüssigkeit angesaugt, das Unterlid abgezogen, die Kulturflüssigkeit in den Bindehautsack eingebracht und unter gleichmäßigem Ansaugen das Glasröhrchen über die ganze untere Übergangsfalte hinweggeleitet, die gewonnene Flüssigkeit in die Kultur eingebracht. In gleicher Weise wird ein zweites Mal an der unteren Bulbusbindehaut und ein drittes Mal an der oberen Bulbusbindehaut das Glasröhrchen saugend hin und her geführt und das gewonnene Material durch leichtes Ansaugen und Wiederausblasen von Kulturflüssigkeit geimpft. Selbstverständlich ist darauf zu achten, daß mindestens 5 Stunden vorher nichts in den Bindehautsack eingetropft wurde. Schon nach 24 Stunden, in dringenden Fällen auch schon nach 18 Stunden Aufenthalt im Brutschrank, wird das Sediment auf einen Objektträger aufgetragen, getrocknet, durch die Flamme gezogen und mit Karbol-Methylenblau, im Bedarfsfalle eine zweite Probe nach Gram gefärbt.

Nur große Staphylokokken und Xerosebacillen sind für die Operation gleichgültig; besonders persistent scheinen kleine Staphylokokken zu sein, die insbesondere bei schmutzigen Patienten so regelmäßig vorkommen und, wie unsere Erfahrungen gezeigt haben, schwer pathogen sein können. Die Streptokokkenketten und die ungemein selten anzutreffenden Pneumokokken schließen selbstverständlich gleichfalls die Operation aus, während die sehr hinfälligen Diplobacillen gleichgültig sein dürften. Schon vor mehr als zwei Dezennien habe ich angegeben, daß, im Falle bei nicht einwandfreiem Bindehautsack eine bulbuseröffnende Operation vorgenommen werden muß, das Überrieseln der ganzen Bindehaut mit 1%iger Argentumnitricum-Lösung etwa $^1/_2$ Stunde vor der Operation, natürlich bei sorgfältiger Ausführung derselben, ein genügender Schutz zur Verhinderung der Infektion ist, und wurde dieses Vorgehen seither mehrfach neuerlich »erfunden«.

Selbstverständlich darf nur bei normalen Tränenwegen operiert werden, und werden daher bei jedem Kranken die Tränenwege unmittelbar nach der ersten Abnahme mit Solutio jodi Pregl (Presojod) oder Hydrargyrum oxycyanatum 1 : 5000 durchgespült. Im Falle sich dabei Anomalien der Tränenwege ergeben, wird sofort die entsprechende Behandlung eingeleitet.

Bei Tränensackblennorrhöe wirkt die TOTIsche Operation ebensogut wie die Exstirpation des Tränensackes, fast immer ist der Bindehautsack in wenigen Tagen bei weiterer Desinfektion steril.

3. Allgemeinuntersuchung. Beachtung des Habitus und der allgemeinen Hautdecke. Sind schon für die extrakapsulare Staroperation fettleibige kleine Personen mit Zwerchfellhochstand bezüglich postoperativen Irisprolapses sowohl als bezüglich der Verträglichkeit des Ruhigsitzens bzw. -liegens mehr gefährdet als magere Personen, so kommt dies für die i. E. noch mehr in Betracht. Diese Zustände sind absolut keine Gegenanzeige für die i. E., wohl aber vielfach Gegenanzeige für die Extraktion durch die runde Pupille. Es ist also unbedingt vorteilhaft, falls der Kranke schon mit dem beginnenden Star in Behandlung kommt, durch entsprechende Behandlung die Zeitspanne bis zur Operation zur Verbesserung des Allgemeinzustandes zu verwerten. Dasselbe gilt natürlich bezüglich Harnuntersuchung, Untersuchung auf Stoffwechsel- oder Nierenaffektionen, auf Lues und auf Blutveränderungen. Hier ist insbesondere bei Kranken mit nicht normalen Staraugen, z. B. hochgradiger Kurzsichtigkeit und komplizierten Katarakten, bei denen doch eine erhöhte Gefahr von intraokularen Blutungen bestehen dürfte, auf die Gerinnfähigkeit des Blutes zu achten. Die notwendige Untersuchung der Nase, des Mundes und Rachenraumes hat ja seit der Anerkennung der »focal infection«, die ich allerdings nicht für »Infektion«, sondern in der Mehrzahl der Fälle für eine toxische Schädigung halte, an Bedeutung gewonnen.

Der Zirkulationsapparat und der Blutdruck sind zu untersuchen. Seitdem ich bei höherem Blutdruck die Ausführung einer Venaepunctio eingeführt habe (pro Kilogramm Körpergewicht 2—4 g), ist die Frequenz der Blutungen intra operationem und der sogenannten expulsiven Blutungen wesentlich verringert worden. Wir führen jetzt die Venaepunctio frühestens 1 Stunde, in der Regel $\frac{1}{2}$ Stunde vor Beginn der Operation aus. Unmittelbar darauf erhält der Kranke ein Pulver von Aspirin, Natrium bromatum aa 0,5, Codeinum phosphoricum 0,02 (nach PŘIBRAM). Bei Patienten, welche voraussichtlich Aspirin schlecht vertragen, $\frac{1}{2}$ g Adalin oder eine Compralpastille.

Wenn ich schon seinerzeit auch auf den Darmtrakt, auf den Abusus alkoholischer Getränke, auf das uropoetische System hingewiesen, so ist dieser Hinweis hier verstärkt wünschenswert; besonders Blasenstörungen, Prostatahypertrophie, die den Kranken zu heftigem Pressen veranlassen, sind entsprechend zu beachten, und durch die notwendigen Maßnahmen Beschwerden und Komplikationen dem Kranken zu ersparen.

4. Vorbereitung des Operationsfeldes. Die Cilien werden am Morgen des Operationstages gestutzt mit feuchter oder mit Vaselin bestrichener

Schere, damit nicht kleine Cilienstückchen in den Bindehautsack gelangen können, und im Laufe des Vormittags mehrmals Hydrargyrum oxycyanatum 1 : 5000 eingeträufelt. $^1/_2$—1 Stunde vor der Operation wird in das Auge, sofern durch die runde Pupille extrahiert werden soll, 1%ige Homatropinlösung eingeträufelt.

Auf die Anästhesie und Anämie des Operationsfeldes ist besonders zu achten. Wir träufeln durch eine Viertelstunde 3%ige Cocainlösung drei- bis fünfmal, bei empfindlichen Patienten öfter, ein und bedecken das Auge mit einem mit Oxycyanatlösung getränkten nassen Tupfer, wobei natürlich darauf zu achten ist, daß der Kranke nicht die Lidspalte öffnet und der Tupfer an der Hornhaut scheuert. Hierauf kurzes Bestreichen der Lidhaut und Umgebung mit 5%iger Jodtinktur. Reinigen der Lidränder mit einem mit Benzin befeuchteten Tupfer, Ausspülen des Bindehautsackes mit Hydrargyrum oxycyanatum (1 : 10000).

Die Stellung des Kranken ist natürlich dem Belieben des Operateurs anheimgestellt. Der Ambidexter operiert beide Augen in derselben Stellung; soll das rechte Auge mit der rechten Hand operiert werden,

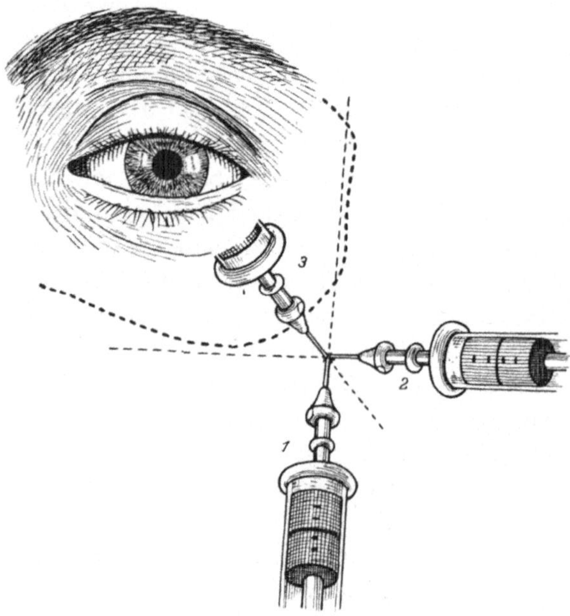

Abb. 1. Akinesie der M. orbicularis.

so wird der Kranke fast horizontal gelegt und die Operation von dem zu Häupten desselben sitzenden (oder stehenden) Operateur ausgeführt. Ich bevorzuge halbsitzende Stellung des Kranken und sitze bei der Operation am Bette gleichseitig mit dem zu operierenden Auge. Als Beleuchtung verwende ich zur Verstärkung des Tageslichtes die Stirnlampe, die ich jeder anderen Beleuchtungsart vorziehe. Natürlich ist das Bett des Kranken so zu stellen, daß der Fensterreflex nicht bei der Anlegung des Schnittes usf. stört. Die Haare des Patienten sind natürlich durch eine Mullkappe abgedeckt, das Gesicht durch einen oxycyanatgetränkten Schleier so bedeckt, daß nur das Operationsfeld in einer etwa 6 cm weiten Öffnung freigelegt ist.

5. Akinesie nach VAN LINT-ROCHAT. Ungefähr an der Stelle, wo die vertikale Tangente des lateralen und die horizontale des unteren Orbitalrandes sich schneiden, bei Fettleibigen etwa 1 cm nach außen unten davon, wird eine 5 cm lange Nadel der PRAVAZschen Spritze eingestochen und 2%ige Novocainlösung mit Adrenalinzusatz injiziert, während die Nadel langsam nach oben vorgeführt wird, bis über das Supercilium hinaus, und zwar ziemlich dicht am Jochbein (Abb. 1). Dann wird die Nadel zurück, aber nicht herausgezogen, in gleicher Weise etwa 3 cm weit horizontal durchgeführt und weiter injiziert, endlich die Nadel wieder fast vollständig herausgezogen (nach BARRAQUER), nach unten außen 1—2 cm weit vorgeschoben und im ganzen je nach dem Fettpolster des Gesichtes 2—4 ccm Novocainlösung injiziert. Bei sehr fetter Gesichtshaut empfiehlt es sich, besonders die laterale Injektion in zwei Schichten vorzunehmen, also die

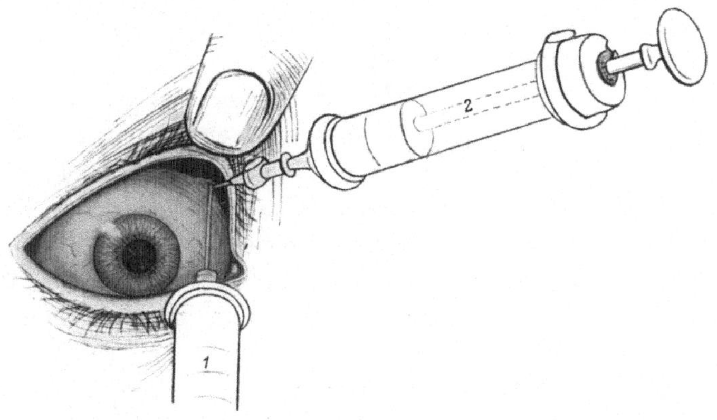

Abb. 2. Retrobulbäre Injektion durch die Bindehaut.

Nadel zuerst dicht am Periost vorzuführen, dann zurückzuziehen und näher der Hautdecke die Injektion zu wiederholen. Bei adrenalinempfindlichen Personen kann der Adrenalinzusatz weggelassen werden.

6. Retrobulbäre Injektion. Ich habe dieselbe früher durch den Bindehautsack vorgenommen, und zwar innen oben (siehe Abb. 2), da hier gleichzeitig der Rectus superior stärker mitbetroffen wird. Aus verschiedenen Gründen, besonders weil empfindliche Patienten beim Durchstich durch die Bindehaut stärkere Schmerzen geäußert haben, führe ich die Injektion jetzt dicht am äußeren unteren Orbitalrand aus (Abb. 3). Man sticht etwa $^1/_2$ cm unterhalb desselben in die durch die Akinesie schon anästhetische Haut, schiebt sie mit der Nadel etwas nach oben und stößt sie dann erst nach innen oben in die Orbita, um auf diese Weise sicher den Bindehautsack sowie, falls die Injektion bei einem Bulbus mit penetrierender Wunde vorgenommen werden muß, jeden Druck auf den Bulbus zu vermeiden; dann wird 1 ccm

Novocain mit Adrenalinzusatz injiziert, nachdem man sich durch Ansaugen mit der Spritze versichert hat, daß die Nadel nicht in einem größeren Blutgefäß sitzt. Unmittelbar darauf wird mit einem geballten Tupfer vom Assistenten die Orbita sehr stark komprimiert, um eine retrobulbäre Blutung zu vermeiden. Seitdem wir diese Vorsichtsmaßregel besonders beachten, haben wir bei vielen Hunderten retrobulbärer Injektionen keinen Exophthalmus mehr erlebt. Sollte ein sehr starker Exophthalmus eintreten, müßte die Operation doch lieber verschoben werden.

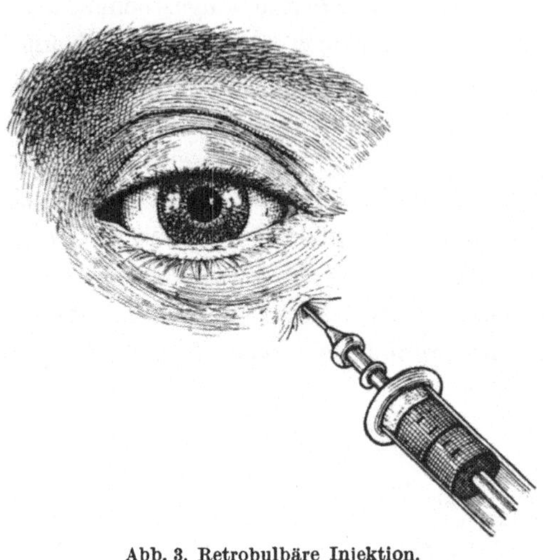

Abb. 3. Retrobulbäre Injektion.

Es wurde von verschiedenen Seiten als Nachteil der Injektion eingewendet, daß der Bulbus zu weich wird. Wir haben dies in sehr seltenen Fällen und niemals so erlebt, daß wir die Extraktion nicht vollenden konnten. Operateuren, welche ziemlich langsam und bedächtig operieren, ist aber zu empfehlen, die Injektion erst unmittelbar vor dem Starschnitt, also nach der Anlegung der Zügelnaht auszuführen.

7. Die Zügelnaht[1] halte ich für die i. E. für obligatorisch. Bei empfindlichen Kranken injizieren wir etwa 2 cm oberhalb der Sehne des Rectus superior, ziemlich weit nach hinten entlang dem Rectus zwei Teilstriche einer 2%igen Cocainlösung, wobei verhindert werden muß, daß in der Gegend der Rectussehne die Bindehaut gebläht wird; oder man legt einen in Cocainlösung getauchten Wattebausch für $\frac{1}{4}$ Minute an die Sehnengegend an. Dann wird, während der Kranke nach unten sieht, in der Gegend der Sehne des Rectus superior (deren Entfernung vom Hornhautrand bei verschiedenen Augen zwischen 6 und 11 mm schwankt) senkrecht eine auf etwa 1 cm geöffnete Hakenpinzette an die Bulbusbindehaut angesetzt und so durch dieselbe die Sehne gefaßt; dann eine Nadel mit Einserseide durch die Sehne hindurchgeführt (Abb. 4). Kann der Kranke nicht nach unten sehen, so kann man entweder den Bulbus am unteren Hornhautrand mit der Pinzette

---

[1] Nach Angabe von COPPEZ (La clinique ophtalmol. Juni 1926) hat schon LARGHI 1858 Fixation des Bulbus am Rectus sup. empfohlen, also vor ANGELUCCI. Ich habe zum erstenmal meine Muskelzügelnaht 1911 angeführt und dann 1914 (Klin. Monatsbl. f. Aughlk. 52) eingehend geschildert.

fassen und nach unten ziehen, wobei man jede Rollung vermeiden muß, da- mit man beim ersten Ansetzen der Pinzette die Rectus-superior-Sehne faßt,

oder man führt (bei entsprechen- der Übung) die Pinzette zwischen Bulbus und Oberlid nach hinten oben ein und stellt sie dann an richtiger Stelle auf. In seltenen Fällen erfolgt eine kleine Blutung an der Durchstichstelle, die mit aufgelegtem Adrenalintupfer ge- stillt wird. Nun erst wird gründ- lich Adrenalin eingetropft, um die oft nach der retrobulbären Injektion plötzlich etwas hyper- ämisch gewordene Bulbusober- fläche zu anämisieren.

Zum Offenhalten der Lider- verwenden wir den DESMARRES- schen Lidhalter; für Ärzte, welche ohne Assistenz operieren, ist be-

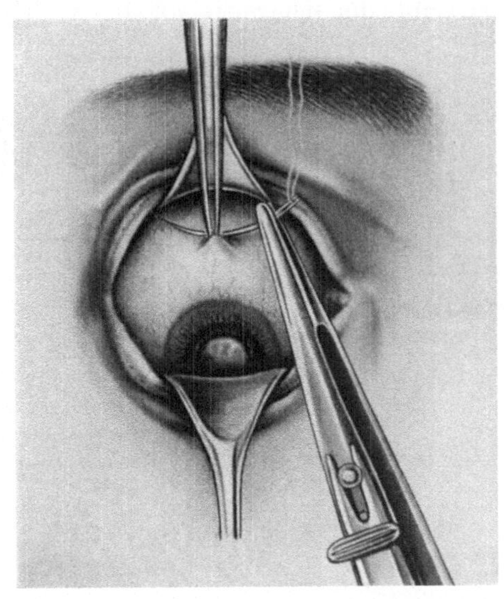

Abb. 4. Zügelnaht durch den M. rectus sup.

sonders der v. BLASKOVICSsche oder OLÁHsche Sperrlidhalter zu emp- fehlen, an dem auch die Zügelnaht angehängt werden kann.

II. Ausführung der einfachen intrakapsularen Starextraktion.

1. Der Starschnitt erfolgt in der gewöhnlichen Weise mit dem Graefe- messer, wobei ich unbedingt die Fixation des Bulbus an der der Einstich- stelle diametral gegenüberliegenden Limbuspartie rate, da nur so die Rol- lung des Bulbus, wenn das Messer nicht glatt eindringt, vermieden wird.

Wir verwenden immer den Schnitt im Limbus (d. i. $^1/_2$ mm außerhalb des Randes der durchsichtigen Cornea); um sicher einen ringsum deckenden Bindehautlappen zu erhalten, wird mit dem Starmesser die Bulbusbindehaut etwa 3 mm außen und oberhalb der beabsichtigten Einstichstelle im Limbus an die Bulbusbindehaut angesetzt, damit die letztere zeltdachförmig nach unten und innen zur Limbuseinstichstelle vorgeschoben und dort erst gleich- zeitig mit dem Durchstich durch den Limbus durchtrennt (Abb. 5).

Bezüglich der Größe des Schnittes: Unter normalen Verhältnissen genügt zur Extraktion durch die runde Pupille ein Schnitt von zwei Fünfteln der Hornhautzirkumferenz ($^2/_5$-Bogenschnitt), bei kombinierter Extraktion etwas mehr als $^1/_3$-Bogenschnitt. Doch ist auf die Größe der Cornea und die voraussichtliche Größe der Linse zu achten. Bei relativ kleiner Cornea ist, da die Linse auch hier immer die normale Größe hat, der Schnitt etwas größer, also über zwei Fünftel zu wählen, ebenso bei den sehr großen und harten Staren, insbesondere Cataracta brunescens, sowie maturen Staren überhaupt, die sich nicht gut der Austrittsöffnung anschmiegen können.

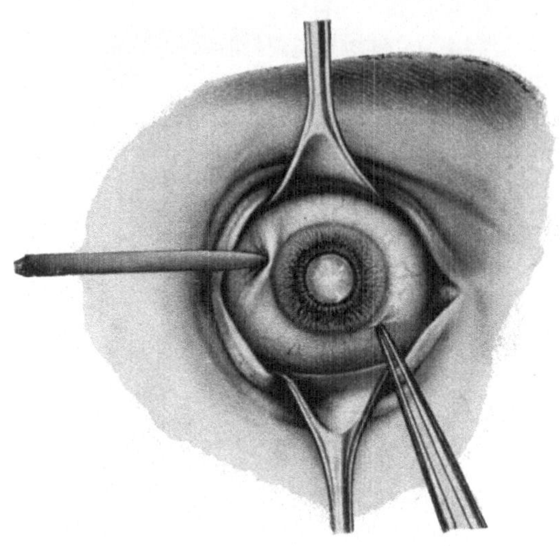

Abb. 5. Art des Einstiches mit dem Gräfemesser.

Ist der Schnitt, wie es vorkommen kann, zu klein ausgefallen, so muß man entweder auf die i. E. verzichten oder doch besser mit der Schere oder mit einem abgerundeten Skalpell (mein Pterygiummesser) den Schnitt entsprechend erweitern. Das weitere Vorgehen ist verschieden, je nachdem, ob die Extraktion mit Erhaltung der runden Pupille, also einfach, oder mit Iridektomie kombiniert ausgeführt werden soll. Wir besprechen vorläufig die einfache i. E.

2. Vorgelegte Naht. Nach Anlegung des Schnittes wird, während der Bulbus mit der Zügelnaht leicht gesenkt gehalten wird, der am Hornhautrand adhärente Bindehautlappen mit der feinen Hakenpinzette am Scheitel gefaßt (Abb. 6) und in demselben eine mit einem schwarzen Seidenfaden armierte kleinste Hornhaut-

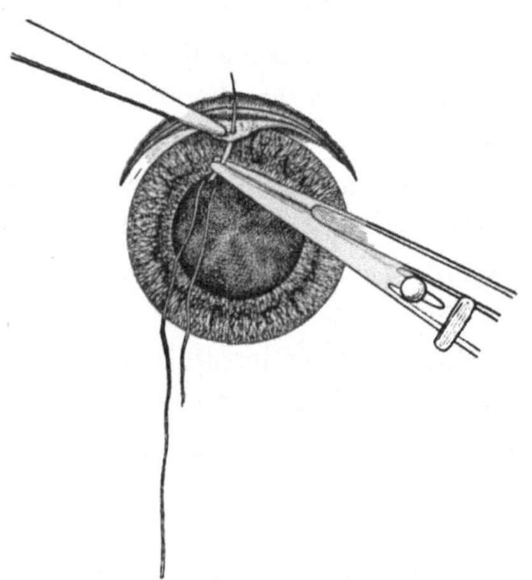

Abb. 6. Anlegung der Bindehautnaht.

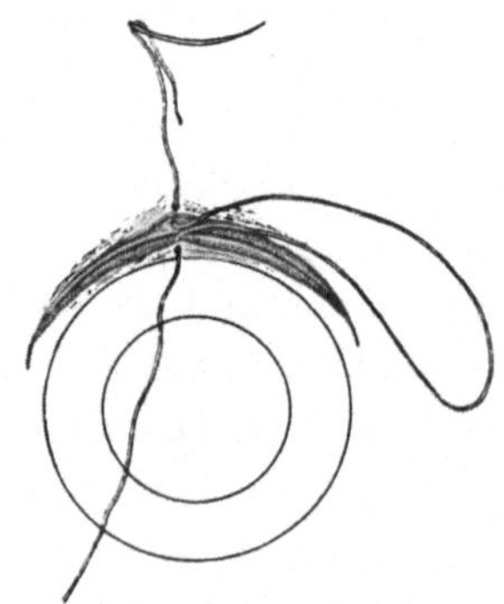

Abb. 7. Vorgelegte Bindehautnaht.

nadel nach oben durchgestochen und halb durchgeführt. Dann wird genau an darüberliegender Stelle der sclerale Wundrand der Bulbusbindehaut wieder mit der feinen Hakenpinzette gefaßt und daneben die Nadel und der Faden an genau entsprechender Stelle gegen den Bindehautsack zu ausgestochen und durchgeführt. Es kann natürlich auch durch beide Wundlippen die Nadel nacheinander durchgeführt werden. Dann wird der Faden zur Seite gelegt, geschürzt, zwischen den beiden Haftstellen der Bindehaut der Faden ausgezogen und als Schlinge an die Bulbusbindehaut am linken Auge lateral, am rechten Auge medial angelegt, so daß das Operationsfeld vollständig von Fäden frei ist (Abb. 7).

Über die Nahtanlegung bei subluxierten Linsen oder hochgradig exophthalmischen Augen (Myopie) siehe unten S. 56.

3. Iriswurzelincision. Zur Verhinderung des Irisprolapses lege ich mittels der Weckerschere eine Inzision der Iriswurzel an. Der Hornhaut-adhärente Bindehautlappen wird mit der feinen Hakenpinzette gefaßt, der Hornhautlappen etwas gelüftet und in der freiliegenden Iris unmittelbar am scleralen Lappenwundrand mit der einen Branche der Weckerschere eine kleine Falte der Iris aufgefaßt und durch Schließen der Schere inzidiert (Abb. 8). Ist die Pupille, wie es allerdings selten vorkommt, noch ganz maximal erweitert, so muß man, um die Incision genügend peripher zu erhalten, vorher mit der Spatel oder auch mit der einen Branche der Weckerschere die Iris mehr gegen das Pupillenzentrum zu vorschieben. Es genügt eine etwa 1 mm lange Öffnung an der Iriswurzel. Ist sie viel zu klein

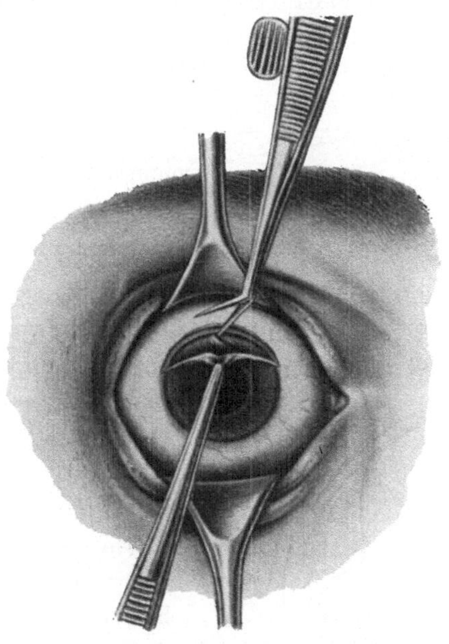

Abb. 8. Incision der Iriswurzel.

ausgefallen oder ist man nicht sicher, daß die Iris perforiert ist, wird das Manöver mit größter Vorsicht, um eine Verletzung der Linsenkapsel zu vermeiden, wiederholt.

Nur in wenigen Fällen, und zwar hauptsächlich dann, wenn die Vorderkammer sehr seicht, also die Iris der Hornhaut nahe gelagert ist, kann es vorkommen, daß man bei der Iriswurzelincision die Linsenkapsel mit der Weckerschere verletzt. Dann muß natürlich auf die i. E. verzichtet werden.

Jene Operateure, welche die Excision der Iriswurzel nach PFLÜGER-HESS zur Verhinderung des Irisprolapses auszuführen gewohnt sind, legen nur dann vor der Extraktion die Irislücke an, wenn sie absolut sicher sind, daß sie nicht zu groß gerät. In letzterem Falle besteht die Gefahr, daß die Linse sich in der Irislücke einstellt und dort einklemmt oder die Iris stärker destruiert. Es ist für diese Fälle vorzuziehen, die kleine Irisausschneidung auf den Schluß der Extraktion zu verlegen.

Da die Excision der Iriswurzel nach Schluß der vorgelegten Naht schwer am Scheitel der Wunde angelegt werden kann, ist es für letzteres Vorgehen besser, an Stelle der einen vorgelegten Naht zwei seitliche (nach Barraquer) vorzulegen, jede der beiden Nähte bogenförmig ausgezogen zur Seite zu legen bzw. an der gleichen Seite die Endfäden zu schürzen. Dann kann auch nach Schluß der Naht die Excision der Iriswurzel leicht entsprechend dem Scheitel der Wunde ausgeführt werden.

4. Die Extraktion. Ich verwende zu derselben eine der von Stanculeanu angegebenen ähnliche Pinzette, deren Branchen aber nicht gerieft, sondern glatt sind (Abb. 9). Dieselbe kann entweder mit der rechten oder linken Hand gehalten werden, und zwar an beiden Augen mit derselben Hand — ich ziehe die linke vor. In letzterem Falle wird die Pinzette durch den linksseitigen Teil der Lappenwunde vorsichtig in die Vorder-

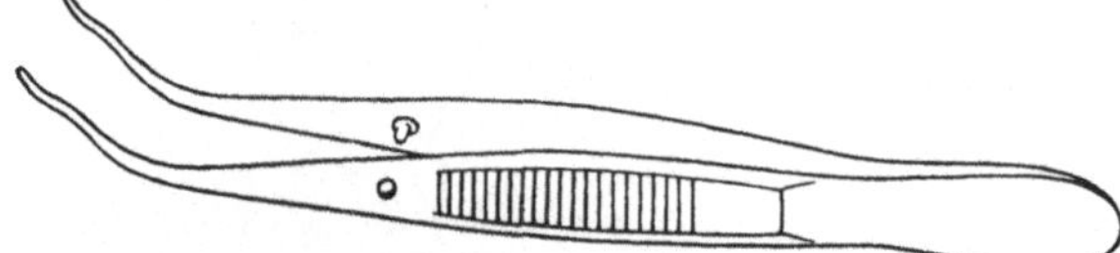

Abb. 9. Pinzette zur intrakapsularen Starektraktion.

kammer über die obere Irishälfte weg eingeführt, bei weiter Pupille bis zum unteren Irisrand, bei nicht mindestens 6 mm weiter Pupille entsprechend weit unter denselben, also in die hintere Kammer auf der Linsenvorderfläche gleitend geschlossen eingeführt, in die Stellung senkrecht zum Lappenschnitt gedreht, auf etwa 2 mm geöffnet, durch leichtes Heben des Heftes an die Linse angedrückt und rasch geschlossen; das Auge ist hierbei ganz leicht gesenkt (Abb. 10). Vorbedingung ist, daß die Vorderkammer vollständig blutleer ist. Sollte sich also bei den vorhergehenden Akten Blut in der Vorderkammer angesammelt haben, so wird dasselbe entweder durch Streichen mit dem Daviellöffel auf der Hornhautoberfläche, wenn notwendig unter Einführung eines zweiten Daviellöffels in die Wunde, entleert und nur, wenn dies nicht genügend gelingt, sterile Luft eingeblasen oder nach Barraquer die Vorderkammer mit steriler physiologischer Kochsalzlösung ausgespült, um die

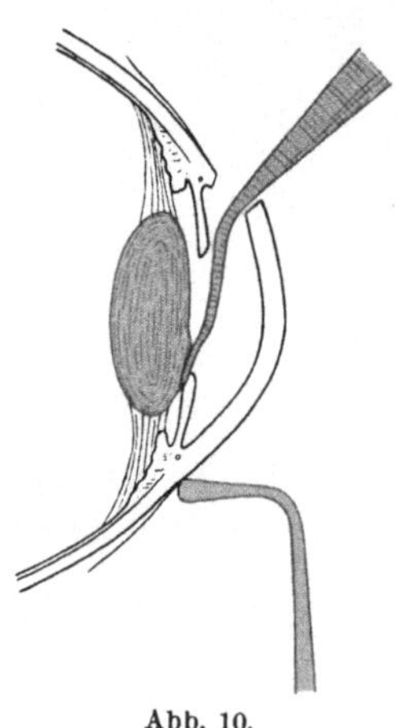

Abb. 10.
Fassen der Linsenkapsel.

Linse im Pupillarbereich vollständig genau übersehen zu können (siehe unten S. 19). Der Druck der Pinzette läßt sich nicht schildern, sondern ergibt sich rasch durch Übung, zu der auch zweckmäßigerweise Kaninchenaugen oder noch besser möglichst frische enucleierte Kadaveraugen verwendet

werden sollen. Der Druck der auf die Linse aufgelegten Pinzettenarme ist
rein axial nach hinten anzuwenden, ja nicht nach oben, da sonst leicht die
Linse vor dem Fassen schon disloziert werden könnte. Ich halte es nicht für
wahrscheinlich, daß bei vorsichtigem Druck bei normalem Glaskörper
und Zonula die Linse, bevor ihre Kapsel gefaßt ist, so weit disloziert werden
kann, daß der Glaskörper in die Vorderkammer vortreten würde. Es ist
mir dies nur ein einziges Mal vorgekommen, nicht im Beginn der Anwendung
des Verfahrens (siehe S. 20). Ist die Linsekapel gefaßt, was man leicht
erkennen kann, so wird die Linse durch etwa 8—10 Sek. durch leichte seitliche Bewegungen gelockert, dann langsam unter gleichen Bewegungen der
Kapselpinzette etwas gehoben und
gleichzeitig dicht am unteren Horn-

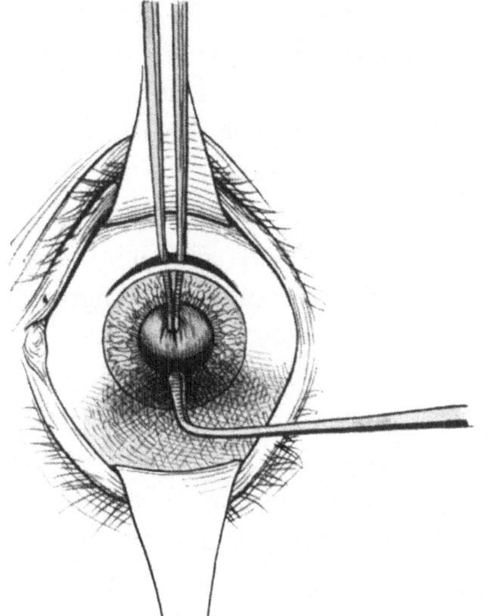

Abb. 11. Beginn der Extraktion.

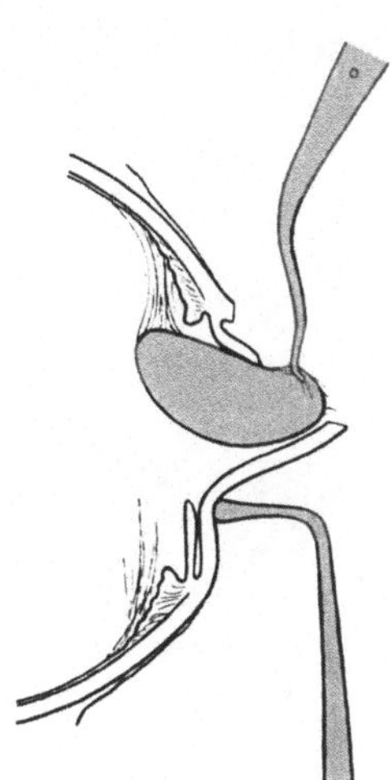

Abb. 12. Stürzen der Linse.

hautrand mit dem stumpfen Knopf des Schielhakens ein Druck genau nach
hinten ausgeübt, der, während die Pinzette zunehmend gehoben wird, langsam
verstärkt wird, wobei man auch kleine seitliche Bewegungen mit dem Schielhaken ausübt (Abb 11). Wenn sich der untere Linsenrand in der Pupille zeigt,
wird der Druck etwas verstärkt, die Pinzette ganz oder fast ganz aus der
Wunde herausgeleitet, dabei klafft die Lappenwunde weit auf. Der Schielhaken
wird dann langsam mehr gegen die Hornhaut angedrückt, über das Horn-
hautzentrum hinaufgeschoben, dabei gewissermaßen der untere Linsenrand
umfaßt, also die Linse zu stürzen gesucht, so daß der untere Rand voraus,
zuerst durch die Lappenwunde durchschneidet (Abb. 12). Ist die Linse schon
zur Hälfte etwa vor der Wunde entbunden, ist es oft am besten, wenn sie
am Glaskörper fester zu haften scheint, durch langsame seitliche Bewegungen der Pinzette die Linse herauszurollen. Nur wenn die Lappenwunde

zu klein ist und die Linse sehr hart, kann sie sich in der Wunde einklemmen und auch durch weiteres Emporschieben des Hakens an der Cornea nicht glatt entbunden werden. In diesem Falle wird mit der konkaven Seite des Hakens die Linse gegen den Äquator zu umfaßt und das Herausleiten mit der Pinzette erleichtert, die Linse also wie früher herausgerollt. Das Stürzen der Linse erleichtert die Extraktion ungemein und ist durchaus kein schwieriger Akt, sondern erfolgt eigentlich bei richtigem Zug mit der Pinzette und Druck mit dem Schielhaken von selbst. Es hat zwei große Vorteile; einerseits wird die Wunde während des ganzen Austreibungsaktes verstopft und Glaskörpervortritt absolut sicher verhindert, andererseits wird die Iris im Wundbereich gewissermaßen umgangen von der Linse, so daß sie in der Regel nach Entfernung der Linse bereits wieder in normaler Position sich befindet.

An Augen vorgerückt seniler Individuen ist das Limbusbereich und die angrenzende Sclera oft so sklerosiert, daß sie mit dem Schielhaken nur schwer eingedrückt werden können. Hier ist aber glücklicherweise die Linsenkapsel so fest, daß die Linse vorerst nur durch den Zug mit der Pinzette ganz luxiert, ja auch ganz zur Einstellung gebracht werden kann, so daß erst in dieser Phase der Druck auf den unteren Hornhautrandteil selbst den Linsenaustritt erleichtern soll und kann.

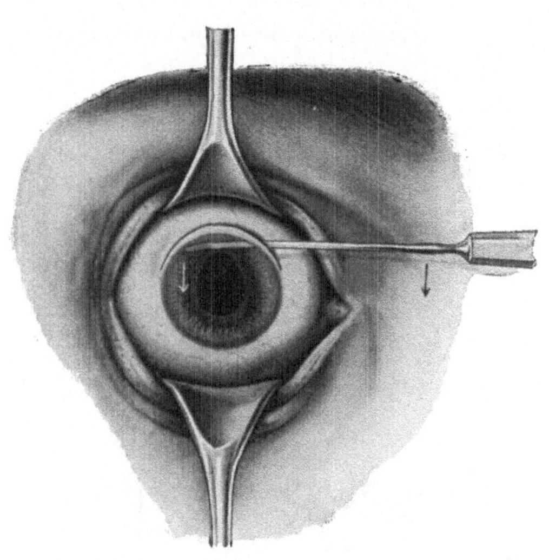

Abb. 13. Glattstreifen der Iris.

Besondere Schwierigkeiten bei der Entbindung der Linse sind in den meisten Fällen nur durch vielleicht unvorhergesehene Rigidität der Iris oder bei relativ zu kleinem Schnitt, also übergroßem Linsenvolumen und nicht erwarteter Härte der Linse gegeben.

5. Toilette. Unmittelbar nach Entbindung der Linse wird die Naht geschlossen. In der Regel ist hierbei die Iris bereits in situ, nur bei abnormer Beschaffenheit derselben kann die Iris noch in die Wunde zum Teil eingeklemmt sein. In jedem Falle wird die Spatel in der lateralen Wundecke in die Vorderkammer eingeführt, entlang der Lappenwunde, also bogenförmig nach innen geführt und die Iris in ganzer Breite mit der Spatel gegen die Kammermitte vorgeschoben (Abb. 13). Nur selten ist es dann notwendig, noch in jede Wundecke einzugehen, um die Iris in ganz richtige Lage zu bringen, so daß die Pupille zentral und rund ist.

Die Wunde wird dann nach völligem Glattstreifen des Bindehautlappens in ganzer Ausdehnung mit einem in 5%ige Jodtinktur getauchten, aber nicht triefenden Wattestieltupfer betupft, dann 1%iges Eserin eingeträufelt

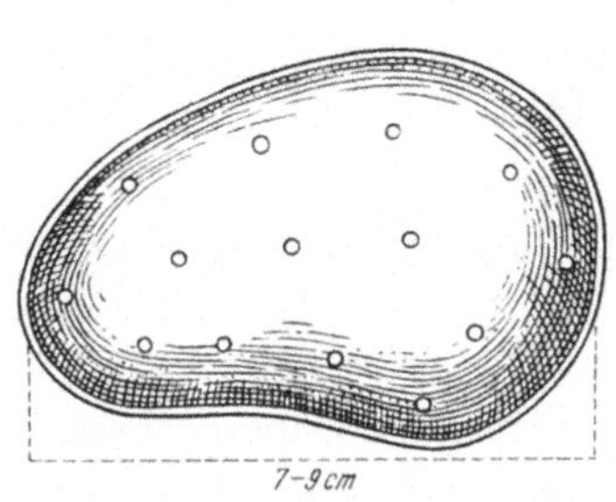

Abb. 14. Muschel für das linke Auge.

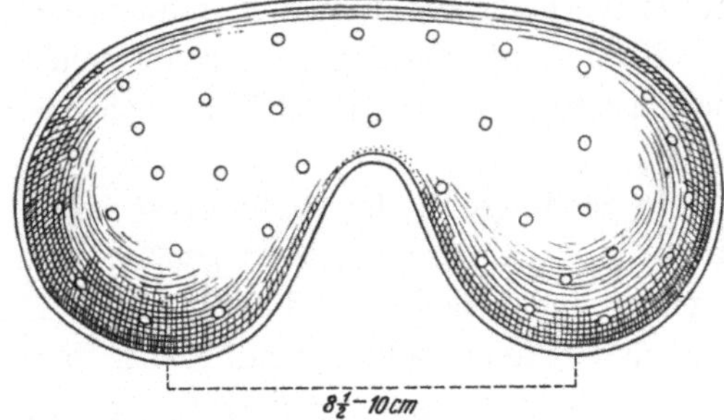

Abb. 15. Muschel für beide Augen.

und eine Oxycyanat-Eserinsalbe[1] eingestrichen, das Oberlid mit einer anatomischen Pinzette gefaßt, zu völligem Lidschluß herabgezogen und die Lidspalte mit einem in Oxycyanat getränkten Tupfer geschlossen. Verband unter einer Blechmuschel über dem operierten Auge; falls beide Augen operiert sind, Doppelblechmuschel, welche mit Heftpflasterstreifen fixiert wird (Abb. 14, 15).

6. Nachbehandlung. Wir lassen beide Augen, wenn möglich, bis zum nächsten Morgen verbunden, nur bei sehr unruhigen Kranken kann schon am Abend der Operation das nicht operierte Auge freigelassen werden. In jedem Fall wird das operierte Auge am nächsten Tage geöffnet und erweist sich in mindestens 90% der Fälle blaß und reizlos, die Vorderkammer hergestellt, Pupille zentral eng. Ist dies der Fall, so wird nur 1 Tropfen 2%iger Cocainlösung (wie oben erwähnt Cocain in Oxycyanatlösung) eingeträufelt und wieder verbunden. Das übrige Verhalten unterscheidet sich nicht von dem nach gewöhnlicher Extraktion aus der Kapsel. Wir nehmen schon immer am selben Abend den Kranken aus dem Bett, derselbe bleibt vom folgenden Morgen an tagsüber außer Bett und wird öfters im Zimmer auf und ab geführt. Auch bezüglich der Ruhigstellung in der Nacht weichen wir nicht vom Gebräuchlichen ab. Wir verabreichen in der Regel durch

---

[1] Eserini salicyl.   0,20
    Hydrarg. oxycyanat. 0,002
    Lanolini   6,0
    Paraff. liq.   4,0.

einige Tage abends ½ g Adalin oder bei sehr unruhigen Kranken Veronal oder Allonal u. dgl. Bei Psychoseverdächtigen und Geisteskranken hat sich uns ein mehrtägiger durch Paraldehyd (ein- bis zweimal täglich 5—10 g rektal) unterhaltener Dämmerschlaf bestens bewährt, nötigenfalls ist ein Psychiater beizuziehen.

Bei einmal täglichem Verbandwechsel wird das Auge ungefähr 5 Tage unter Verband gehalten und dann unter dunkler Brille offen gelassen.

Nach beiderseitiger Extraktion sehr seniler oder unruhiger Individuen lassen wir oft schon am 2. Tag nach der Extraktion ein oder beide Augen offen.

In der Regel ist der Heilungsverlauf vollständig reizlos, so daß die einmal tägliche Cocaineinträufelung genügt und fast nie andere Mydriatica notwendig sind. Bleibt die Pupille einige Tage nach der Operation auffallend eng und reagiert schlecht auf Licht, so muß man mit der Lupe nachsehen, ob sich nicht Verklebungen zwischen dem Pupillarrand und dem Glaskörper gebildet haben. In solchen Fällen, oder auch nur bei Verdacht auf Verklebungen träufeln wir 1%ige Homatropinlösung ein, die in der Regel zu mittlerer Erweiterung der Pupille genügt. Nur sehr selten ist hierzu ein- oder zweimalige Atropineinträufelung notwendig.

Die Bindehautnaht stößt sich in der Regel selbst ab. Ist dies nicht der Fall, soll sie nicht vor dem 8. Tage entfernt werden. Wichtig ist, daß man die Bindehautnaht bei der Entfernung nicht mit der Pinzette faßt, sondern natürlich nach Cocainisierung zuerst mit der Schere durchschneidet und dann erst mit der Pinzette entfernt. Denn unruhige Kranke reißen leicht aus und können, wenn die festhaftende Bindehautnaht mit der Pinzette gefaßt ist, die Wunde aufreißen.

Im übrigen Verhalten keine Unterschiede gegen die extrakapsulare Extraktion. In der Regel wird bei einseitiger Operation der Kranke am 8. bis 10. Tag, für die ersten Tage nach der Entlassung aber noch mit Schutzverband im Freien, bei beiderseitiger Operation am 12.—14. Tage entlassen. Starbrille nicht vor 3 Wochen.

Dasselbe gilt von dem postoperativen Astigmatismus, auf den natürlich ohne Einfluß ist, ob die Linse aus der Kapsel oder mit ihr entbunden wird. Nur die Naht kann unter Umständen einen besonders unangenehmen Astigmatismus dadurch bewirken, daß dieselbe sehr schräg durch die Bindehaut gelegt und dadurch der Corneallappen seitlich verschoben wird. Vorsichtige Operateure könnten mit einer in alkoholische Methylenblaulösung getauchten und getrockneten Nadel vor Anlegung des Lappenschnittes die Richtung der Nahtlegung fixieren.

III. Intrakapsulare Starextraktion mit Iridektomie kombiniert.

Das Vorgehen unterscheidet sich von der einfachen Extraktion nur in wenigen Punkten, die in Kürze angeführt werden sollen. Der Starschnitt kann etwas kleiner sein, aber nicht unter ein Drittel Zirkumferenz der Cornea, bei kleiner Cornea wieder größer, also bis zu Zweifünftelbogen und ebenso bei voraussichtlich großer und harter Linse.

Die Iridektomie wird unmittelbar an den Starschnitt angeschlossen, also erst nach derselben die Bindehautnaht angelegt. Zur Iridektomie wird der Bindehautlappen über die Cornea zurückgeschlagen, die Iris mit dem stumpfen Häkchen vorgezogen, aber möglichst schmal ausgeschnitten; denn trotz schmalen Ausschnittes wird das Kolobom bei rigider Iris und hartem Stare öfters unwillkommen breit.

Dann Nahtanlegung wie gewöhnlich. Die Entbindung der Linse ist natürlich dadurch erleichtert, daß dieselbe nicht die obere Irishälfte gewissermaßen umgehen muß, es ist daher vollständig gleichgültig, ob die Linse rechtläufig oder gestürzt entbunden wird. Ich ziehe aber wohl in der Regel aus den schon angeführten Gründen das letztere vor. Man kann also die Linse schon am vorderen Pol oder etwas unterhalb desselben mit der Pinzette fassen. Will man die Linse rechtläufig entbinden, so muß man sie nach den seitlichen Bewegungen so vorheben und vorschieben, daß der obere Linsenrand sich einstellt, und nicht zu früh den Schielhaken anlegen, nicht eher als bis der obere Linsenrand bereits in der Wunde sich einstellt. Durch zu früh angewendeten Druck könnte die Zonula in der oberen Zirkumferenz vom vordringenden Glaskörper gesprengt und letzterer zur Einstellung oder sogar zum Vorfall gebracht werden.

Die Reposition der Iris erfolgt wieder nach Schluß der Naht, ist aber besonders sorgfältig auszuführen, und zwar am besten in der Weise, daß wieder zuerst die Spatel vom lateralen Wundwinkel bogenförmig fast bis zum medialen Wundwinkel eingeführt und pupillenwärts gedreht und — falls die Spincterecken noch nicht vollständig normal liegen — neuerlich mit der natürlich gewechselten Spatel jede Sphincterecke glatt gestrichen wird. Gelingt dies nicht rasch, so kann man auch in der Weise vorgehen, daß man von der entgegengesetzten Wundecke aus (also z. B. zur Reposition der medialen Sphincterecke vom lateralen Wundrande aus) mit der Spatel vorsichtig hinter den gegenüberliegenden Kolobomrand der Iris, also z. B. von lateral her unter den medialen Kolobomschenkel eingeht und unter leichtem Andrücken desselben gegen die Cornea die Reposition vornimmt. Bei vorsichtigem Vorgehen und ruhiger Hand besteht keine Gefahr den Glaskörper zu verletzen. Immerhin ist das Vorgehen etwas heikler als bei der gewöhnlichen Art der Reposition, bei der die Spatel an der Irisvorderfläche angedrückt wird und dadurch vom Glaskörper ferngehalten ist.

Nach dem Jodieren wird Oxycyanatsalbe wie oben S. 3 (aber ohne Eserin) eingestrichen und Verband angelegt.

Die Nachbehandlung unterscheidet sich nicht in irgendeinem Punkt wesentlich von der nach einfacher Extraktion. Da aber die durchschnittenen Sphincterecken leicht an die Glaskörpergrenzhaut ankleben, muß jedenfalls vom 2. Tag an Homatropin oder wenn nötig Atropin eingeträufelt werden.

IV. Komplikationen im Operationsverlaufe.

1. Bindehautnaht. Wie oben erwähnt, halte ich dieselbe für die i. E. unerläßlich. Gelingt es daher nicht, beim Lappenschnitt einen nahtfähigen Bindehautlappen an der Hornhaut adhärent zu erhalten, so muß man entweder die Entbindung der Linse in der Kapel überhaupt aufgeben, d. h. in gewöhnlicher Weise mit der scharfen Kapselpinzette ein Stück Vorderkapsel herausreißen und die Linse aus der Kapsel entbinden, oder eine Deckung der Wunde mittels eines schürzenförmigen Bindehautlappens nach KUHNT (PFLÜGER) vorbereiten. Sollte der Bindehautlappen nur am Scheitel fehlen, so legt man zu beiden Seiten je eine Naht vor — ein Vorgehen, das ja von BARRAQUER zuerst ausgeführt und vorgeschlagen, auch von mehreren meiner Schüler als regelmäßiges Vorgehen übernommen worden ist. Ist auch dies nicht möglich, und aus besonderen Gründen (wie immature Katarakt, hohe Myopie oder z. B. Diabetes, wo besonders bei immaturer Katarakt schwere Reizerscheinungen und Iridocyclitis bei Extraktion aus der Kapsel zu befürchten sind) die i. E. doch erwünscht, so wäre nach KUHNT-PFLÜGER ein schürzenförmiger Bindehautlappen in der oberen Corneazirkumferenz abzupräparieren und damit nach Vollendung der Extraktion die Wunde zu decken — ein Verfahren, das ja immer von Zeit zu Zeit wieder, zuletzt von BIRCH-HIRSCHFELD als Operation der Wahl empfohlen wurde.

Natürlich ist, da ja der Bulbus bereits eröffnet ist, besonders zart vorzugehen. Die Bulbusbindehaut wird einige Millimeter oberhalb der Wunde mit einer sehr feinen Pinzette aufgehoben, wenn möglich mit Skalpell oder Schere am Hornhautrande eingeschnitten, der Schnitt nach beiden Seiten erweitert und die Bindehaut etwa 15 mm weit nach hinten und den Seiten abpräpariert. Dann wird je eine Naht zu beiden Seiten durch die abgelöste Bindehaut und unterhalb des horizontalen Meridians der Cornea durch die unverletzte Conjunctiva-Episclera durchgezogen, die zwei Fadenschlingen ausgezogen und zur Seite gelegt, die Fadenenden jederseits geschürzt. Unmittelbar nach Vollendung der Operation wird durch Knüpfen der Fäden die abgelöste Bindehaut schürzenförmig über die Wunde gezogen; dabei ist nur zu verhüten, daß dieselbe unter den Cornealappen sich legt. Nur bei starker Verkürzung der Bindehaut ist es angezeigt, etwa 12—15 mm oberhalb dem Hornhautrand, demselben konzentrisch einen Schnitt durch die schürzenförmige Bindehaut anzulegen (nach PFLÜGER), um das Vorziehen derselben zu erleichtern. Die Fäden können, wenn sie nicht von selbst durchschneiden, am 5.—7. Tag entfernt werden.

Erweist sich der Hornhaut- adhärente Bindehautlappen so zerreißlich, daß auch bei vorsichtigem Anlegen die Nadel durchschneidet, so kann man wieder entweder zwei Nähte zu beiden Seiten vorzulegen versuchen, oder wenn dies auch nicht gelingt, vorsichtig den Hornhautlappen mit einer feinen gezähnelten chirurgischen Pinzette fassen und die Naht durch die oberflächlichen Limbusschichten durchlegen. Natürlich wäre dasselbe Vorgehen auch bei vollständig fehlendem Bindehautlappen an Stelle der komplizierten brückenförmigen Bindehautdeckung möglich.

2. Blutungen. Wie erwähnt, ist für die Anlegung der Pinzette an die Linsenkapsel eine vollkommene Übersicht über dieselbe unerläßlich; erfolgt eine starke Blutung nach dem Schnitte oder nach der Iriswurzelincision, so soll sie durch Streichen mit dem Daviellöffel an der Cornea und Auflegen von Adrenalintupfern eliminiert werden, oder, wenn dies nicht genügt, die Vorderkammer durch Einblasen von steriler Luft gereinigt werden.

Gewinnung der sterilen Luft. Eine trocken sterilisierte Pravazspritze wird mit einer stumpfen Platiniridiumkanüle armiert, die letztere in einer Spiritusflamme glühend gemacht und langsam Luft (aber nicht Spiritusdämpfe) in die Spritze aufgesaugt. Die Spritze muß ausprobiert sein, ob der Kolben sich sehr leicht bei luftdichtem Abschluß verschieben läßt.

In gleicher Weise könnte die Vorderkammer natürlich auch mit steriler physiologischer Kochsalzlösung ausgespült werden.

Ist trotz allem die Blutung nicht rasch zu stillen, so ist sie wohl doch durch eine abnorme Starre der Limbus- oder Irisgefäße bedingt — natürlich eine normale Lage des Lappenschnittes vorausgesetzt — oder es handelt sich um mangelhafte Gerinnfähigkeit des Blutes. In letzteren Fällen besteht ja doch die Gefahr, besonders bei von vornherein hohem Blutdrucke, daß eine heftigere intraokulare Blutung, sogenannte expulsive Blutung sich anschließen kann. Bei diesem Verdacht soll sofort eine intravenöse Afenilinjektion 10 ccm, sehr langsam injiziert, ausgeführt werden, insbesondere wenn die sofortige (früher sträflicherweise unterlassene!) Befragung des Kranken den Verdacht auf Hämophilie, wenn auch beschränkten Grades, ergibt. Die Hornhaut soll mit einer breiten Spatel oder Löffel angedrückt werden, während ein Adrenalintupfer an die Wunde und in dieselbe eingepreßt wird (hierzu ist natürlich ein nicht faseriger Mullstoff, am besten ein Stückchen schmalen gewebten Mullbandes zu verwenden). — Auch Andrücken von Tupfern mit Clauden oder von Claudengazebäuschchen ist zu empfehlen. Dann wird wieder durch Lufteinblasung die Vorderkammer zu entleeren versucht. Erfolgt die Blutung erst nach Austreibung der Linse, dann werden bei sonst gleichem Vorgehen mehrfach Bindehautnähte (während deren Anlegung die Cornea gut angedrückt gehalten wird) angelegt, um so eine heftigere intraokulare Blutung möglichst einzuschränken.

3. Durchtrennung der Zonula oder der Linsenkapsel bei der Iriswurzelincision. Wie schon oben erwähnt, kann bei unvorsichtigem Vorgehen, besonders wenn man beim Auffassen einer Falte der Iris mit einem allzu spitzen Arm diese durchbohrt oder das Aufheben der Falte überhaupt unterläßt, Linsenkapsel oder Zonula durchbohrt werden. Letzteres hat keine Bedeutung, wenn der Stich nicht so tief gegangen, daß gleichzeitig der Glaskörper eröffnet wurde. Das Durchschneiden der Linsenkapsel ist gewöhnlich schon an dem Vortreten von Starmassen zu erkennen. In beiden Fällen kann trotzdem versucht werden, die Linse in der Kapsel zu entbinden, doch wird in letzterem Fall gewöhnlich ein Teil des Linsenbreies dabei entleert, also die Operation nicht vollständig intrakapsular vollendet.

Tritt konsistenter Glaskörper durch die Irislücke aus, so könnte nach kurzem Schließen des Auges und Massage des Bulbus mittels des Lides doch noch die i. E. versucht werden. Wenn sie nicht leicht gelingt, d. h. die Kapsel sich nicht leicht fassen läßt, soll iridektomiert und die Linse in der Kapsel mit dem Jägerlöffel oder der Weberschlinge geholt werden.

4. Mitfassen der Iris mit der Kapselpinzette. Bei großer Iriswurzelincision (natürlich um so mehr bei der Extraktion vorausgeschickter Basalexcision) kann es bei mangelnder Übersichtlichkeit vorkommen, daß die Extraktionspinzette durch die Irislücke eingeführt und dadurch die Iris beschädigt wird. Ein einziges Mal ist es mir auch vorgekommen, daß beim Eingehen der Extraktionspinzette unter die untere Irishälfte diese mitgefaßt wurde.

Es war ein etwas komplizierter Fall mit ziemlich starker Blutung, wobei die Iris in der unteren Zirkumferenz dialysiert wurde. In diesem Falle wurde die Linse aus der Kapsel entbunden, nach 10 Tagen die stark nach oben geschobene untere Irishälfte reponiert; sie verklebte mittels einer zarten tiefen Hornhauttrübung nahe dem unteren Hornhautrand. Die Heilung war durch Irisreizung etwas verzögert, zufolge zarten Kapselnachstars nach 3 Monaten nur S = $^6/_{12}$, sicher durch Diszission zu verbessern.

Die Biegung der Pinzette ist so gewählt, daß es bei einigermaßen Vorsicht geradezu unmöglich ist, beim Fassen der Linse die obere Irishälfte mitzufassen. Sollte es doch geschehen, so wird die Linse losgelassen und entweder neuerlich gefaßt oder aus der Kapsel entbunden.

Wie im vorstehenden schon wiederholt betont, muß die gute Übersicht über die Gebilde der Vorderkammer bei der i. E. in jedem Teil der Operation gewährleistet sein, also exakte Blutstillung. Manche der geschilderten Komplikationen, die sonst möglich sind, können nur dadurch vermieden werden.

5. Abgleiten der Kapselpinzette. Wie in der späteren Übersicht über die Indikationen noch ausgeführt wird, ist bei tumeszenter Katarakt in der

Regel die Kapsel so stark gespannt, daß sie mit der Pinzette nicht gefaßt
werden kann. Die Pinzette gleitet ab. Man versucht noch ein zweites oder
drittes Mal und muß natürlich, wenn sich die Kapsel nicht fassen läßt, auf
die i. E. verzichten, die Kapsel mit scharfer Kapselpinzette eröffnen und
die Linse aus der Kapsel entbinden. Eine Schädigung des Auges ist dadurch
in keiner Weise gegeben, nur der eine Akt der Einführung der stumpfen
Kapselpinzette hat die Operation verlängert. Dasselbe geschieht natürlich
dann, wenn die Linsenkapsel bald nach dem Fassen in der Vorderkammer
einreißt bzw. nur ein Stück Kapsel geholt wird.

Gleitet die Pinzette ab, ohne die Kapsel zu zerreißen, nachdem die Linse
schon zum Teil ausgetreten ist, so kann man in zweifacher Weise vorgehen.

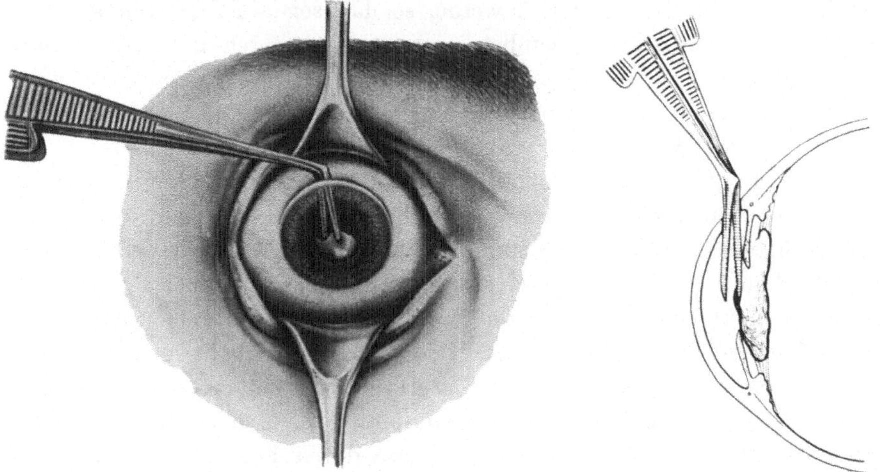

Abb. 16. Extraktion von Linsenkapsel mit der Vorderkammerpinzette. Abb. 17. Schematisch, wie Abb. 16.

Ist die Linse schon zum Teil entbunden, insbesondere wenn sie gestürzt
vorgetreten ist, so kann man, ohne die Kapsel wieder zu fassen, durch
Druck mit dem Schielhaken und durch Herausrollen der Linse mit der Spatel
die Entbindung vollenden, aber nur, wenn dies sehr leicht geht. In
anderen Fällen faßt man, ohne den Druck des Schielhakens wesentlich zu
vermindern, mit der Pinzette die Kapsel in dem vorgetretenenen Linsenteil
und entbindet die Linse dann in gewöhnlicher Weise in der Kapsel.

Platzt die Kapsel erst beim Durchschneiden der ganzen Linse — beide
Vorkommnisse sind häufig dadurch bedingt, daß der Schnitt absolut oder
relativ zu klein ist oder durch Unruhe des Patienten —, dann ist es in der
Regel möglich, die ganze Kapsel gleichzeitig mit der Linse durch fort-
gesetzten Druck mit dem Schielhaken zu entbinden[1]. Jedenfalls ist dann

---

[1] Wir bezeichnen dies kurz mit ±, während wir die tadellose Extraktion in der
Kapsel mit +, das Platzen der Kapsel in der Vorderkammer oder die Unmöglichkeit
sie zu fassen mit − bezeichnen.

genau nachzusehen, ob nicht Rindenreste in der Vorderkammer geblieben sind, die mit dem Jägerlöffel geholt werden, und ob die Kapsel zum großen Teil oder ganz entbunden ist. Ist letzteres nicht der Fall, so klappt man den Hornhautlappen auf, indem man den Bindehautlappen mit der Pinzette faßt, und inspiziert direkt die Vorderkammer. Zeigt sich in derselben Kapsel liegend, so wird sie bei zurückgeklapptem Hornhautlappen mit der Irispinzette oder besser mit meiner Vorderkammerpinzette (Abb. 16, 17) gefaßt und unter langsamem Zug entbunden. Bei vorsichtigem Vorgehen ist dies immer möglich, ohne die Glaskörpergrenzhaut zu sprengen.

6. Bulbuskollaps. Von mehreren Operateuren, die nach meinem Verfahren vorgegangen sind, wurde beanstandet, daß nach der retrobulbären Injektion der Bulbus zu weich werde, so daß sogar der Starschnitt nicht leicht und regelmäßig ausgeführt werden könnte. Ich habe schon oben betont, daß dies nur in sehr seltenen Ausnahmsfällen eintreten kann, wenn nicht zu lange nach der Injektion zugewartet wird, und empfohlen, daß Operateure, welche langsam vorzugehen beabsichtigen, die Injektion erst nach Anlegung der Zügelnaht ausführen sollten. Ist der Augapfel vor Anlegung des Starschnittes zu weich geworden, so wird bei leicht angestellter Zügelnaht der Rectus inferior durch die Bindehaut hindurch ziemlich breit gefaßt, damit die Bulbuskapsel gewissermaßen gefaltet oder die Pinzette so angedrückt, daß der vordere Bulbusabschnitt wieder normale Konfiguration und Spannung gewinnt. In gleicher Weise geht man vor, wenn in den späteren Operationsakten die Hypotonie unangenehm bemerkbar würde. Auch wenn z. B. flüssiger Glaskörper nach dem Starschnitt abgeflossen ist, kann man in gleicher Weise durch Faltung des Bulbus im Bereiche des Rectus inferior die nötige Spannung wieder herstellen.

Die Intensität des außen angewendeten Druckes ist natürlich nach Maßgabe der Verhältnisse sorgfältigst zu regulieren, um nicht die Iris oder, wenn Glaskörper nicht ausgeflossen war, Glaskörper zum Vorfall zu bringen.

Bei Kollaps der Cornea n a c h Vollendung des Lappenschnittes oder erst nach Schluß der Operation wird nach Schluß der Naht sterile Luft in die Vorderkammer eingeblasen, wodurch einerseits, wie schon oben erwähnt, das Ansammeln von Blut verhindert, andererseits eine bessere Adaptation der Wunde ermöglicht wird. Es ist aber sorgfältig darauf zu achten, daß die Luft nicht h i n t e r die Iris eintritt, da sie dann das Eintreten eines Irisprolapses oder Verschieben der Pupille herbeiführen könnte. Sollte Luft in die Hinterkammer eingetreten sein, so wird sie am besten vollständig oder größtenteils durch Druck mit Daviellöffel wieder entleert, indem man einen Daviellöffel durch die laterale Ecke vor die obere Irispartie einführt, diese etwas zurückdrückt und mit dem zweiten Daviellöffel einen Druck auf die untere Hornhautpartie ausübt.

Bei Hornhautkollaps ist mit besonderer Genauigkeit Ansammlung von Flüssigkeit im Bindehautsack zu verhindern bzw. angesammelte Flüssigkeit mit Tupfern zu entfernen, um ein Einsaugen derselben in die Vorderkammer zu vermeiden.

7. Glaskörpervorfall. a) In den seltenen Fällen, in denen ohne vorher nachweisbare Luxation oder Subluxation der Linse sofort nach dem Lappenschnitt Glaskörper vortritt, ist verschieden vorzugehen, je nachdem es sich um konsistenten oder fast flüssigen Glaskörper handelt. In ersterem Falle soll unbedingt Iridektomie, am besten mit dem stumpfen Häkchen ausgeführt werden und dann die Linse, bei weicher Linse relativ jugendlicher Individuen mit dem Jägerlöffel (Abb. 18 *J, J*), bei harter Linse mit der geknickten Weberschlinge (Abb. 18 *W, W*) geholt werden. Es gelingt dies oft ohne jeden weiteren Glaskörpervorfall. Es scheint mir das unschätzbare Verdienst der Akinesie und der retrobulbären Injektion zu sein, daß durch Ausschaltung des äußeren Liddruckes und durch die Verminderung des Druckes der äußeren Augenmuskeln, offenbar auch durch Verminderung der Blutzufuhr zur Netzhaut-Aderhaut, der Glas-

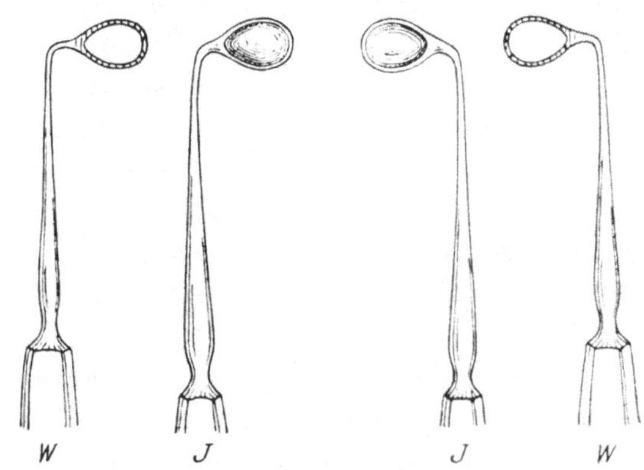

Abb. 18. Jägerlöffel und Weberschlinge, geknickt.

körperdruck so reduziert ist, daß auch bei Eröffnung der Glaskörpergrenzhaut nur selten, fast nie Glaskörper vortritt, jedenfalls nicht stürmisch, wenn es sich nicht um den enorm seltenen Fall einer expulsiven Hämorrhagie handelt (siehe unten). Ist der Glaskörper flüssig, so ist überraschenderweise meist die Zonula noch relativ intakt und kann ohne weiteres noch die Operation intrakapsular ohne Iridektomie versucht werden. Gelingt dies nicht leicht — und es muß rasch gelingen, da sonst der Bulbus zu viel kollabiert —, so wird der Jägerlöffel oder die geknickte Weberschlinge (je nach der vorstehend unterschiedenen Konsistenz des Stares) bis zum oberen Pupillarrand eingeführt, die Iris durch Drehung des Löffels so zurückgedrückt, daß man den oberen Linsenrand umfängt, durch neue Drehung den Löffel an die hintere Linsenfläche anlegt und mit ihm die Linse entbinden kann. Weniger geübten und besonders vorsichtigen Operateuren, sowie natürlich bei rigider Iris, bei der ja schon von vornherein in der Regel ein Kolobom angelegt werden sollte, ist aber unbedingt sofortige Iridektomie zu empfehlen, da sich dann der Löffel bzw. die Schlinge viel leichter hinter die Linse einführen läßt.

b) Glaskörper vor oder beim Entbinden der Linse. Wie bei der Besprechung des Fassens der Linse angegeben, kann es vielleicht auch im normalen Auge, jedenfalls aber in Augen mit leichter Subluxation der Linse, die vor der Operation nicht erkannt werden konnte, beim Ansetzen der Pinzette an die Linse dadurch zum Eintritt von Glaskörper in die Vorderkammer kommen, daß die Linse nach hinten verschoben wird. Ist die Linse bereits gefaßt, so braucht man sich weiter nicht um den Glaskörper zu kümmern, hebt nur die Linse möglichst nach vorn und oben gegen die Cornea, bevor man den Muskelhaken anlegt, und entbindet sie unter möglichst geringem Drucke. Hier ist das Stürzen der Linse von besonderer Bedeutung. In dem Momente, wo der untere Linsenrand steil an der Cornea schleift, klemmt die Linse den Glaskörper ab, und ihre Entbindung kann immer auch noch durch ziemlich starken Druck mit dem Schielhaken wesentlich gefördert werden. Ist die Linse nicht gefaßt, so schließt man rasch das Auge, massiert leicht den Bulbus mittels eines nassen auf die geschlossenen Lider aufgelegten Tupfers und geht nach Wiederöffnen der Lidspalte so vor, wie es vorstehend geschildert wurde: bei auch wenig konsistentem Glaskörper jedenfalls Iridektomie und dann Entbindung der Linse mit Löffel oder Weberschlinge.

c) Glaskörper bei und nach Entbindung der Linse. Ist nicht schon bei der Luxation der Linse Glaskörper eingetreten, so tritt Glaskörpervorfall während der Entbindung der Linse nur in pathologischen Augen auf, in denen er an der Linse anklebt, oder durch zu starken Druck mit dem Schielhaken. Ich habe schon wiederholt darauf hingewiesen (siehe Arch. Augenheilk. 1909, S. 94), daß für die i. E. der Linse in den seltensten Fällen die Resistenz der Zonula ein Hindernis ist, sondern in der Regel das Ankleben des Glaskörpers an der Linse im Bereiche des Ansatzes der hinteren Zonulafasern (das sogenannte Ligamentum capsulolenticulare). Es kommt nicht selten vor, daß man beim Loslösen der oberen Linsenzirkumferenz, wenn die Linse hinter der Iris vorgleitet und der Druck des Muskelhakens den Cornealappen leicht aufhebt, direkt den Glaskörper mit der Linse vortreten sieht und erst durch seitliche Rollung der Linse die Verbindung löst, so daß der Glaskörper intakt hinter die Iris zurücktritt. Nur wenn sehr konsistenter Glaskörper die Iris vor die Wunde vordrängt, soll sie in der Wunde mit der Pinzette gefaßt und mit der Weckerschere breit exzidiert werden. In diesem Falle ist eine exakte Reposition der Iris fast nie möglich. Auch die Reposition der Sphincterecken, nach Schluß der nachgelegten Naht, ist hier oft sehr schwer, oder nur mit einer Irispinzette möglich, die jeden Sphincterrand faßt und gegen die Pupillenmitte vorzieht.

d) **Glaskörpervorfall nach Vollendung der Extraktion** kann in zwei Formen vorkommen, und zwar a) bei wenig konsistentem oder halbflüssigem Glaskörper in der Art, daß nach Schluß der Naht die Vorderkammer tief wird, ohne daß die Iris verdrängt oder die Pupille exzentrisch wird. Es ist dies ein Ereignis, das zu keinen besonderen Folgerungen führt; doch ist es möglich, daß durch den vor der oberen Irispartie liegenden Glaskörper oft erst einige Wochen nach der vollständigen Wundheilung die Iris sich ganz verschmälert, also ein Zustand sich ergibt, als ob Iridektomie gemacht worden wäre. b) Drohender Vorfall von konsistentem Glaskörper äußert sich durch eine pralle Wölbung der Cornea nach Schluß der Naht und durch ein Verdrängen der Iris gegen die Wunde zu. Sofortiges Entfernen der Lidhalter, Schluß der Lidspalte und Massage mit feuchtem Tupfer, wie oben angegeben, verhindert in der Regel Glaskörpervorfall; nach Wiederöffnen des Auges und vorsichtigem Anlegen der Lidhalter werden zwei bis drei Nähte nachgelegt und dann erst die Iris zu reponieren versucht. In manchen Fällen gelingt es dann — das unangenehme Ereignis kommt ja sicher ebensooft bei extrakapsularer Extraktion als bei i. E. vor — durch Injektion von Luft in der Vorderkammer, wobei die Kanüle unmittelbar über der oberen Irishälfte liegt, den Glaskörper gewissermaßen zurückzudrücken. Gelingt dies nicht, so hat man entweder doch eine Iridektomie anzufügen oder die schlecht gelagerte Iris unberührt zu lassen; in letzterem Falle ist aber höchstwahrscheinlich mit postoperativem Irisprolaps zu rechnen. Entschließt man sich aber zur Iridektomie, so erhält man schon bei derselben Vorfall von konsistentem Glaskörper. Es sind dies eben Fälle, wo der Glaskörper krank ist, es sind dies fast nur s c h e i n b a r einfache Stare jugendlicher Personen, sowie rein einseitige Starbildungen, die ja immer Folge eines pathologischen Zustandes des Auges sind, wenn wir auch in Unkenntnis der Entstehungsart des Stares einen solchen nicht nachweisen oder bestimmen können.

In jedem Falle soll zu beiden Seiten der vorgelegten Naht je eine weitere Naht angelegt werden (wenn zwei Nähte vorgelegt wurden, eine zwischen den letzteren). Bei konsistentem Glaskörper natürlich auch Abtragung desselben an der Wunde, was aber fast nie notwendig ist, da er sich bei Schluß der Naht wohl immer zurückzieht.

V. Komplikationen bei kombinierter intrakapsularer Extraktion.

Das Vorgehen bei Komplikationen im Operationsverlaufe ist nicht anders, natürlich leichter, da Glaskörpervorfall, wenn er eintritt, nicht Verlagerung der intakt erhaltenen Iris bedingt. Immerhin ist die Reposition der Iris schwierig und soll erst nach Zuwarten und leichtem Massieren des Auges innerhalb 2—5 Min. ausgeführt werden. In dieser Zeit kann sich der Glaskörper schon zurückgezogen haben. Auch hier ist Lufteinblasung, und zwar viel öfter zu empfehlen, einerseits bei vordringendem Glaskörper, um ihn zurückzudrängen, andererseits bei Kollaps der Cornea, da hier die Gefahr, daß Luft hinter die Iris eintritt, wegfällt; jedenfalls Nachlegen von Suturen seitlich der vorgelegten Naht.

VI. Störungen im Heilverlauf.

1. Hornhautaffektionen. Die von mir zuerst beschriebenen kleinen randständigen, oberflächlichen gelben Hornhautinfiltrate (Operationslehre, S. 1089) kommen nur äußerst selten vor. Auch die als Keratitis striata bekannte Hornhauttrübungen sind nach i. E. viel seltener, da ja höchstens mit zwei Instrumenten in die Vorderkammer eingegangen wurde. Ebenso erscheint es willkommen, daß die Rückfälle von schwerer langdauernder Keratitis zu fehlen scheinen, die an Augen, welche durch vorausgegangene Keratitis parenchymatosa oder viele ekzematöse Keratitiden narbig verändert waren, bei extrakapsularer Extraktion fast regelmäßig auftreten. Dies ist wohl darauf zurückzuführen, daß einerseits das operative Trauma ein sehr geringes ist, gegenüber dem Entfernen von Resten mit dem Löffel u. dgl. bei der extrakapsularen Extraktion, andererseits der Reiz der Starreste wegfällt (siehe unten S. 47).

Bezüglich Infektion ist, abgesehen davon, daß sie auch seltener zu sein scheint als bei extrakapsularer Extraktion, nichts Besonderes zu sagen. Die Behandlung deckt sich völlig mit der bei Infektion nach extrakapsularer Extraktion.

2. Fadeneiterung. Häufig ist der Faden mit einem grauen Fibrinklümpchen bedeckt. Nahtinfektion haben wir in der ersten Zeit der Nahtanlegung einmal erlebt und seitdem die Jodierung des Fadens eingeführt. Zeigt sich Gewebsschwellung oder eitriges Gerinnsel um den Faden, so ist derselbe raschest zu entfernen und die Wunde mit Jodtinktur zu betupfen. Würde die Untersuchung eines Aufstrichpräparates vom Faden positiv ausfallen, so ist eine entsprechende Wundbehandlung einzuleiten, um ein Eindringen der Infektion in die Vorderkammer zu verhindern. Am besten wohl Jodtinktur, wenn dies nicht genügt, Kauterisation, Einstreichen von Oxycyanatsalbe, Verband.

3. Verzögerte Wiederherstellung der vorderen Kammer. Die Einlagerung von Kapselzipfeln, die bei der extrakapsularen Extraktion dazu Anlaß geben kann, fällt hier weg. Ein Offenbleiben der Wunde habe ich nur dreimal gesehen, und zwar in der Zeit, in der ich die Eserin-Oxycyanatsalbe über die Wunde gestrichen hatte, also vor Einführung der Jodierung. Der Bindehautlappen war, soweit er nicht durch die Naht befestigt war, noch nach 48 Stunden frei verschieblich. In einem Falle konnte durch Reinigen

der Hinterfläche desselben und der Wundfläche mit einem gedrehten Watte-
bäuschchen, in den beiden anderen Fällen durch gleichartige Verwendung
einer in der Spiritusflamme halb glühend gemachten, also heißen Platin-
spatel sofortiger Wundverschluß erzielt werden. Das Offenbleiben war, wie
man sich auch bei der Lupenuntersuchung überzeugen konnte, durch feine
eingelagerte Salbentröpfchen bedingt.

Es scheint mir, daß etwas öfter als nach extrakapsularer Extraktion die
vordere Kammer trotz festen Wundverschlusses sich erst verzögert in normaler Tiefe wieder herstellt. Ist die Iris sonst reizlos, keine Synechien vorhanden, reagiert die Pupille auf Licht ausgiebig, so hat dies natürlich gar
keine Bedeutung. Ob diesen Fällen immer eine Chorioidealablösung zugrunde
liegt, konnten wir nicht entscheiden, da wir auch reizlose Augen mit enger
Pupille nicht gern der Belästigung einer genaueren ophthalmoskopischen
Untersuchung aussetzen. Jedenfalls wäre bei Verzögerung der Wiederherstellung der Vorderkammer durch den SEIDELschen Fistelversuch die solide
Verklebung der Wunde festzustellen, und wenn sie fehlt, entsprechend vorzugehen.

4. Wundsprengungen. Die sogenannten Wundsprengungen sind nicht
häufiger als bei extrakapsularer Extraktion. Sie sind nach meiner Meinung
(1922) in der Regel dadurch bedingt, daß nach vorübergehender Verklebung
der Wunde am 2.—3. Tag durch Wiederherstellung des intraokularen
Druckes die nur zart mit Fibrin verklebte Limbuswunde sich öffnet, während
der Bindehautlappen verklebt bleibt, und aus den noch nicht thrombosierten
Blutgefäßen der Schnittwunde die Blutung erfolgt. Zufolge der Naht dürften
diese Wundsprengungen eher seltener sein. Schwere Traumen, die im weiteren Verlauf der Nachbehandlung erfolgen und zu den von mir so genannten
»Spätprolapsen« der Iris führen, sind natürlich viel schwerer zu bewerten,
aber nicht dem Operateur oder der Operation zuzurechnen.

5. Iritis. In verschwindend wenigen Fällen tritt Iritis nach intrakapsularer Extraktion auf, so daß es zu Verklebungen zwischen Pupillarrand und
Glaskörpergrenzhaut kommt. So ist fast nie ein Mydriaticum in der Nachbehandlung notwendig, doch ist auf einzelne Synechien besonders genau zu
achten.

Von den wenigen Fällen von Glaukom nach i. E., über die wir unten
S. 31 berichten, waren fünf Fälle aus der ersten Zeit unserer Erfahrungen
mit dem neuen Verfahren der i. E., in denen nicht sorgfältig genug bei der
Entlassung auf einzelne Verklebungen des Pupillarrandes mit der Glaskörpergrenzhaut geachtet worden war und die nach der Entlassung bis zu 6 Monaten mit inkompensiertem Glaukom wiederkamen. In zweien der Fälle war
die Vorderkammer vollständig aufgehoben, die Iris ganz an die Hinterfläche
der Hornhaut angelagert, und wurde die Vorderkammer durch die Trans-

fixion sofort wieder hergestellt, die Drucksteigerung beseitigt. In den anderen Fällen (siehe KUBIK 1929) war die Cyclodialyse oder Iridektomie notwendig. Zweifellos war die Ursache der Drucksteigerung hier eine flächenhafte Verklebung der Iris mit der intakten Glaskörpergrenzhaut, die in den Fällen mit aufgehobener Kammer wegen der Nachgiebigkeit und Schmiegsamkeit des Glaskörpers nicht zu Butterglockeniris, sondern zur Vortreibung des gesamten Iris-Glaskörperdiaphragmas geführt hat. Auf Grund dieser Beobachtungen haben wir ganz besonders genau auf das Auftreten von hinteren Synechien geachtet und seitdem kein solches Ereignis mehr erlebt.

Es empfiehlt sich also, die Beweglichkeit der Pupille vom 2. Tag an (wenn die Eserinwirkung vorbei ist) zu untersuchen und im Falle sich die geringste Neigung zu Verklebungen zeigt, vorerst durch Homatropin, und nur wenn dies nicht genügt, durch Scopolamin oder Atropin die Pupille zu erweitern.

6. Irisprolaps α) nach einfacher Extraktion ist nicht häufiger als nach extrakapsularer Extraktion. Ist Glaskörper schon bei der Extraktion vorgefallen, dann ist nicht zu erwarten, daß die vorgefallene Iris reponiert werden kann. Es ist dann am besten, aber nicht vor dem 4.—5. Tag, also wenn die übrige Wunde schon gut verklebt ist, den Prolaps am Scheitel zu exzidieren. Auch dies kann unterlassen werden, wenn er sehr klein und nicht vorgewölbt ist; denn wenn der Glaskörper hinter der Iris steht — was sich gewöhnlich schon daran erkennen läßt, daß der Prolaps groß und die Cornea durch ihn wie geknickt ist (besonders bei Spätprolaps), dann erfolgt immer ein größerer Glaskörperaustritt, auch bei der Excision des Prolapses. Ist die Naht gelöst, so sollen jedenfalls ein oder mehrere Nähte nachgelegt werden.

Es ist ziemlich in die Hand des Operateurs gegeben, Irisprolapse möglichst einzuschränken. Die Einschränkung hängt fast ausschließlich von der Indikationsstellung ab. Ist man sehr freigiebig mit der Iridektomie bei der Extraktion, d. h. nimmt man einfache Extraktion nur bei in jeder Beziehung normalen Verhältnissen, nicht hochgradig exophthalmischen Augen, bei gut beweglicher, nicht rigider Iris und bei verläßlichen, nicht fetten Kranken vor, so wird man sehr selten Prolapse erleben; andererseits darf nicht vergessen werden, daß je weniger die Iris beim Durchtritte der Linse durch die Pupille geschädigt wird, desto geringer die Gefahr des Prolapses ist. Wie gering die Schädigung der Iris bei unserem Vorgehen ist, läßt sich ja bei diaskleraler Durchleuchtung nach Vollendung der Heilung des Auges leicht erkennen; die Iris zeigt fast nie im Lappenbereiche Abschilferung des Pigmentepithels und demzufolge abnorme Durchleuchtbarkeit. Wir haben daher nicht mehr Prolapse zu gewärtigen als bei extrakapsularer Extraktion, auch bei starker Einschränkung der Iridektomie.

Ist nicht bei der Operation schon Glaskörper vorgetreten, also die Iris nicht durch den Glaskörper vorgedrängt, dann nehmen wir immer die Reposition des Prolapses vor, sofern derselbe vom Bindehautlappen gedeckt ist, aber erst am 4. bis 6. Tag post operationem.

Wir gehen jetzt immer in folgender Weise vor: Gründliche Cocainisierung, subkonjunktivale Cocain- und retrobulbäre Novocaininjektion, vorsichtiges Fassen der Rectus-superior-Sehne mit der Faßpinzette; mit der schmalen Spatel wird das laterale Wundende vorsichtig bis höchstens $1/2$—1 mm breit geöffnet, die Spatel gegen die Pupille vorgeschoben, Kammerwasser abfließen gelassen. Dann wird sie dicht unter dem Bindehautlappen zwischen ihn und die Iris eingeführt, bis fast zum medialen Wundrand, und durch Drehung der Spatel die Iris reponiert. Es wird also dabei nur in ganz kleinster Partie lateral die Bindehautwunde geöffnet. Einträufeln von Eserin, Einstreichen von Eserin-Oxyanatsalbe.

Ist die Pupille schon beim ersten Verbandwechsel unrund, die Iriswurzel an der Wunde angelegt, so gelingt es mitunter noch nach Einträufelung von Cocain und Eserin durch vorsichtige Massage der Wunde mit dem Oberlid die Iris in normale Stellung zu bringen; auch wenn schon ein Prolaps unter die Bindehaut erfolgt ist, gelingt dies noch in manchen Fällen und kann dann durch wiederholte Einträufelung von Eserin noch in den nächsten Tagen die Iris in normale Stellung gebracht werden. Auch die Einträufelung von Aminglaukosan wäre zu versuchen.

Eine kleine Einlagerung von Iris kann bei alten gebrechlichen und empfindlichen Patienten auch unberührt gelassen werden und wenn nötig, d. h. wenn starker Astigmatismus durch die Einlagerung gebildet ist, durch Kauterisation zur Abflachung gebracht werden.

Freie, d. h. nicht mit Bindehaut gedeckte Prolapse dürfen nur dann, wenn der Bindehautsack sich bei neuerlicher kultureller Untersuchung steril erweist, gleichfalls am 3.—5. Tage reponiert werden, doch muß hier nachträglich die Bindehaut genäht werden. Das Verfahren ist aber recht schwierig, und ist es wohl vorzuziehen, den Prolaps schmal zu exzidieren, soweit er vorliegt, und die Kolobomschenkel in richtige Lage zu bringen. Selbstverständlich kann auch in Fällen von leichter Anklebung der Iriswurzel an die Wunde meine intraokulare Reposition ausgeführt werden, um die fortschreitende Verziehung der Pupille zu verhindern (1915).

β) Nach kombinierter Extraktion handelt es sich ja nicht um Vorfall, sondern um Einklemmung der Iris, und es ist da wohl in die Beurteilung des Operateurs gegeben, ob er den Prolaps, wenn er von Bindehaut gedeckt ist, unberührt läßt, oder später durch Kauterisation eliminiert oder von vornherein exzidiert. Letzteres ist natürlich unerläßlich bei einem nicht von Bindehaut gedeckten Prolaps. Im ganzen besteht also kein Unterschied in der Behandlung dieser Komplikation gegenüber der extrakapsularen Extraktion.

Dasselbe gilt natürlich auch von eventuellen cystoiden Narben, wie sie, da das so oft ursächliche Moment der Einlagerung von Kapselzipfeln wegfällt, fast nie vorkommen.

7. Chorioidealablösung. Sie ist kaum häufiger als bei der Extraktion aus der Kapsel. Wie dort finden wir auch nach i. E. die Angaben von HAGEN, daß ihr immer eine Undichtigkeit der Wunde ursächlich zugrunde liegt, durch den SEIDELschen Fistelversuch nicht bestätigt. In manchen Fällen scheint Atropin, in anderen — natürlich nur dann, wenn keine Synechien bestehen — Eserin rascher zur Wiederherstellung der Vorderkammer zu führen.

8. Glaukom kommt nach i. E. nicht häufiger vor als nach jeder Augenoperation bzw. an normalen Augen — sicher eher seltener! Daß ein Auge, welches schon vor der Operation Drucksteigerung hatte, natürlich auf die Extraktion schwerer reagieren kann als ein normales Auge, ist selbstverständlich und ist dann das Glaukom nicht Folge der Extraktion oder der Art ihrer Ausführung. Ein solcher Irrtum wird vermieden, wenn, wie es ja selbstverständlich ist, bei der Voruntersuchung des Auges schon tonometriert wird. Es scheint mir aber kaum gerechtfertigt, außer vielleicht in Stationen, welche eine enorme Höhe über dem Meeresspiegel haben, unmittelbar vor der Operation die Tonometrie vorzunehmen (FERRER 1926). BARKAN (1923) berichtet, daß auch unter 249 Extraktionen aus der Kapsel, die MELLER selbst ausgeführt, zweimal Glaukom in der Heilungsperiode aufgetreten ist.

Im übrigen kommt durch die i. E. bedingte Drucksteigerung sicher seltener vor, wohl nur bei nicht genauer Untersuchung des Iris- und Pupillenzustandes in der ersten Nachbehandlung (siehe oben S. 16), also wenn man die Iris an den Glaskörper ankleben läßt; denn bei extrakapsularer Extraktion sind Drucksteigerungen durch die im Heilungsverlauf eintretenden Komplikationen zufolge von quellenden Starresten, dann zufolge der Häufigkeit hinterer Synechien sicher häufiger als besonders im späteren Verlauf bei i. E. zu erwarten.

Jedenfalls haben wir uns überzeugt, daß auch reichliche die Vorderkammer füllende Glaskörperballen kein Anlaß zum Auftreten von Drucksteigerung sind. Ich hebe dies besonders hervor, da TREACHER COLLINS (1926) auf die durch Ankleben von Linsenkapsel oder Glaskörper an die Hornhauthinterfläche entstehende Drucksteigerung besonders hingewiesen hat. Daß aber besonders in früher myopischen Augen, in denen so oft Glaukom übersehen wird, doch immer darauf zu achten ist, bedarf keiner Betonung. Aber auch A. KNAPP (1931), der Gelegenheit hatte, zahlreiche intrakapsular nach seinem Verfahren extrahierte Augen Jahre nachher nachzuuntersuchen, hat kein Glaukom auftreten sehen; dagegen war in zwei Fällen die Spannung, nachdem der Extraktion Glaukom vorangegangen war, normal geworden und geblieben.

Außer den obengenannten Fällen von Sekundärglaukom zufolge Verklebung des Pupillarrandes und der Glaskörpergrenzhaut haben wir nur zwei Fälle von Glaukom in reizlos geheiltem Auge ohne Spur von Iritis gesehen.

S. Josefine, 68 Jahre alt. 10. I. 1928 rechts i. E. Kammer wird am Schluß der Operation bei schwieriger Reposition außen oben tief. Pupille verzieht sich nach oben und wird nach außen oben fast kolobomatös-exzentrisch. Resultat mit $+ 11,0$ dptr $+ 3,0$ dptr cyl. S. $= {}^6/_8$. — 14. III. 1929 einfache i. E. links $\pm$, d. h. die Kapsel platzt, nachdem die Linse schon größtenteils entbunden ist und wird geholt. 23. III. mit $+ 11,0$ dptr $+ 6,0$ dptr cyl. S. $= {}^6/_{24}$. Pupille rund zentral. Glaskörpergrenzmembran intakt, flach halbkugelig vorragend.

Patientin stellt sich erst am 24. IX. 1929 mit leicht inkompensiertem Glaukom links vor. Trotz Ermahnung kommt sie erst nach $1\,^1/_2$ Jahr wieder zur Untersuchung ohne das vorgeschriebene Pilocarpin angewendet zu haben. Kleines exzentrisches Gesichtsfeld innen oben. T. $= I/_4$. Totale glaukomatöse Exkavation. Patientin stellt sich am 8. X. 1931 wieder vor, verwendet kein Pilocarpin. Das linke Auge hat nur eine Spur Lichtempfindung. Kompensiertes Glaukom. T. $= I/_3$. Totale Exkavation.

H., Johann, $49^1/_2$ Jahre. 16. II. 1931: Seit Kindheit kurzsichtig, 1922 am linken Auge anderwärts kombiniert extrahiert aus der Kapsel. Zuerst gut gesehen. 4 Jahre später unter ärztlicher Behandlung langsame Abnahme des Sehvermögens. 1927 von mir zum erstenmal untersucht, absolutes vollständig kompensiertes Glaukom, typische glaukomatöse Exkavation im myopisch gewesenen Auge konstatiert. T. $= II/^1/_2$. R. S. mit $- 22$ dptr $= {}^6/_{24}$, liest nur Nieden 8 in 7 cm. T. $= I/_5$. Weil berufsunfähig (Gymnasialprofessor) 17. II. 1931 nach vorgelegter Liegardnaht intrakapsular extrahiert. Kein Glaskörper. 28. II. 1931 entlassen mit $+ 3,0$ dptr $+ 4,5$ dptr cyl. S. $= {}^6/_8$. Keine Irisadhäsion. Vorderkammer tief.

Nach brieflichem Bericht sei 4 Wochen später an dem operierten Auge Glaukom aufgetreten, das anderwärts operiert wurde.

Bei der ersten Kranken ist an dem einen der früher emmetropen Augen ohne nachweisbare Ursache Glaukom aufgetreten, das zufolge des Leichtsinns der Kranken zur Erblindung geführt hat. Der zweite Kranke war nach anderwärts ausgeführter extrakapsularer kombinierter (!) normal verlaufener Extraktion an hochmyopischem Auge durch Glaukom erblindet, da das Glaukom übersehen worden war, und bekam 4 Wochen nach vollständig unkomplizierter i. E. und reizloser Heilung ohne Folgezustände am zweiten Auge Glaukom. Auch in diesem Falle, wie in mehreren anderen Fällen, die früher beobachtet wurden, schützte die Iridektomie bei extrakapsularer Extraktion trotz Fehlens aller Komplikationen nicht vor Drucksteigerung. Bekanntlich ist ja in aphakischen Augen die Cyclodialyse gegen Glaukom souverän.

9. Amotio retinae. Es war früher die Meinung ziemlich verbreitet, daß eine i. E. wegen der früher viel größeren Frequenz von Glaskörpervorfall zum häufigeren Auftreten von Amotio retinae Anlaß geben könnte. Diese Annahme hat sich nicht bewahrheitet. A. KNAPP (1931) hat bei späteren Nachuntersuchungen unter den letzten 100 Fällen drei Netzhautablösungen (1 Jahr, $1\frac{1}{2}$ Jahr und 2 Jahre post extractionem) beobachtet, von denen aber die eine mit schleichender Iridocyclitis verbunden war. Soweit ich meine Fälle verfolgen konnte, haben wir bis jetzt nur fünf Netzhautablösungen gehabt (auf 1500 i. Extraktionen), darunter eine nach BARRAQUER-Extraktion und vier nach dem neuen Verfahren.

Ich führe die Fälle kurz an:

K., Aloisie, 61 Jahre alt, r. A. S. mit $- 10{,}0$ dptr $^6/_{60}$, l. A. mit $- 10$ dptr S. $=$ Fz. 2 m.

Beiderseits reichliche zarte Hornhautnarben, Zentralskotom durch maculare Chorioiditis.

23. IX. 1929 i. E. beiderseits, sehr leicht ohne Glaskörpervorfall. 6. XII. 1929 beiderseits S. $= {}^2/_{24}$ mit Korrektur; mit gleichgebliebenem Zentralskotom entlassen. Am 14. I. 1930 S. $= {}^2/_{18}$. 7. VIII. 1930 unverändert.

5. X. 1930. Links seit 5 Tagen Amotio außen unten. Flache Ablösung der Netzhaut einschließlich der Macula. Kein Riß nachweisbar. Fz. exzentrisch 20 cm. R. A. S. mit $+ 4{,}0$ dptr cyl. $^2/_8$. Links äußerlich normal außer den Horhautnarben. In der Pupille die gering vorgewölbte zartest pigmentbestäubte Glaskörpergrenzhaut intakt. Mäßige flottierende Glaskörpertrübungen. An der Papille etwa M. 1. Steht noch in Behandlung.

H. Wenzel, 49 Jahre. 12. II. 1923 einfache Lappenextraktion aus der Kapsel rechts. Entlassen S. $= {}^6/_{36}$ mit Korrektur. — 23. II. 1925 rechts mit $+ 11{,}0$ dptr $+ 3{,}0$ cyl. $^6/_{18}$. Albinotischer Fundus, sonst normal. Links nucleare Katarakt mit geringer Corticalistrübung. 26. II. 1925 einfacher Barraquer ohne Glaskörperverlust. 8. III. 1925 entlassen mit $+ 11{,}0$ dptr $+ 1{,}5$ cyl. S. $= {}^6/_{24}$. Glaskörperhernie pilzhutförmig fast bis an die Hornhauthinterfläche reichend, Grenzmembran intakt, mit feinsten Pigmentpünktchen besetzt, zarte schlierenförmige Glaskörpertrübungen.

11. VIII. 1931 Wiederaufnahme: Seit einigen Tagen plötzliche Abnahme des Sehvermögens links. Rechts unverändert. Links Handbewegungen in 50 cm; kleines exzentrisches Gesichtsfeld unten. Glattwandige Glaskörperhernie links unverändert, fast totale Netzhautablösung, kleiner Riß temporal. 18. VIII. 1931 wurde die Netzhautablösung nach GONIN operiert. Netzhaut legt sich an. 1. IX. 1931. Netzhaut überall anliegend. S. mit $+ 12{,}0$ dptr $+ 1{,}5$ dptr cyl. $^6/_{24}$.

L. Heinrich, 71 Jahre alt. 22. X. 1928 aufgenommen. Vor 7 Jahren links anderwärts kombiniert extrahiert. S. mit $+ 7{,}0$ dptr $^6/_8$. Geringer Nachstar. 23. X. 1928 bei stark atrophischer Iris rechts einfache intrakapsulare Extraktion. Trotz normalem Schnitt starke Blutung. 2. IX. 1928 mit $+ 5{,}5$ dptr $+ 4{,}0$ dptr cyl. 165^0 S. $=$ fast $^6/_6$. Intakte Glaskörperhaut hinter der Pupille, nicht vorgewölbt 28. IV. 1930 wegen plötzlicher Sehstörung rechts wieder aufgenommen. Netzhautablösung mit Einriß unten. Glaskörpergrenzmembran unverändert hinter der Pupille. 6. V. 1930 Gonin. Am 2. VI. 1930 mit durchblutetem Glaskörper entlassen; das Auge hat nach $1\frac{1}{2}$ Jahr laut freundlicher Nachricht Dr. HOENIGS, Mähr.-Ostrau, nur schlechte Lichtempfindung, Pupille verschlossen, Iris tief eingezogen, also beginnende Phthisis bulbi.

Dr. med. F., Ernst, 65 Jahre alt. 20. X. 1930: Seit Kindheit kurzsichtig, beiderseits Cataracta brunescens. Diabetiker, Zuckergehalt bis 3,2%, wiederholt Aceton. Im Laufe einer Woche entzuckert (Klinik Nonnenbruch). Rechts mit — 6,0 dptr S. = $^6/_{36}$, links mit — 1,0 S. = $^6/_{18}$. 27. X. 1930 rechts glatte i. E. 4. XI. 1930 mit + 3,0 + 4,0 dptr cyl. S. = $^6/_{24}$.

17. XI. 1930 mäßige Iritis. Bei genauer Untersuchung finde ich in der scheinbar reizlos geheilten Wunde unter dem Bindehautlappen medial nach außen vorragend einige feinste Tupferfäden, die entfernt werden, und in den nächsten Tagen schlüpfen noch ebensolche feinste Fäden aus der Bindehautwunde vor. Die Iritis geht rasch zurück.

9. XII. 1930 plötzlich Netzhautablösung mit großem Riß. Patient kann sich zur vorgeschlagenen Gonin-Operation nicht entschließen. 9. XII. 1930. S. = Fz. 3 m.

Vier Augen waren hochmyop, der letztgenannte Kranke auch Diabetiker und dürfte zweifellos die durch Einlagerung von Tupferfäden bedingte Iritis mit ätiologisch für die Amotio in Betracht kommen.

Der fünfte Fall, Glasbläser, ist von Kubik berichtet. Der dort als erster Fall angeführte fällt nicht der i. E. zur Last, da bei Berührung mit der stumpfen Kapselpinzette sofort die Kapsel aufplatzte, die Extraktion also de facto wie eine extrakapsulare verlief.

Zufolge Fehlens längerer Beobachtungsdauer ist die Zahl bzw. der Prozentsatz der Netzhautablösungen auch nach extrakapsularer Extraktion jedenfalls größer, als wir es wissen. Es kommen aber hier außer der Extraktionsart noch andere Umstände für das Auftreten von Amotio retinae in Betracht. Bei Staren jugendlicher Individuen, also vor oder um das 50. Lebensjahr, und besonders bei rein einseitiger Starbildung solcher Individuen ist zweifellos die Starbildung die Folge einer intraokularen, aber noch nicht nachweisbaren Erkrankung, sofern es sich nicht, bei beiderseitigem Star, um eine allgemeine Stoffwechsel- oder schwere endocrine Störung oder prämature Senilität handelt. In diesen Augen tritt relativ häufig einige Jahre nach Staroperation Netzhautablösung ein, die zweifellos nicht der Extraktion, sondern dem gegebenen Krankheitszustand des Auges zuzuschreiben ist. So wie für die Amotio retinae nach Myopieoperation müssen wir auch für die nach Staroperation annehmen, daß eine Amotio, die bei reizlos und ohne besondere Folgezustände von seiten der Iris geheiltem Auge erst etwa $^1/_2$—1 Jahr nach der Operation auftritt, nicht mehr dieser zur Last gelegt werden darf, normalen Heilungsverlauf vorausgesetzt. Jedenfalls scheint mir bezüglich der Netzhautablösung die bei Extraktion aus der Kapsel so häufig notwendige Discission (siehe Birch-Hirschfeld 1931: bei dem normalen Verfahren 31,7%, bei seiner neuen Extraktionsart mit Bindehautdeckung 12,3% Discissionen) viel gefährlicher zu sein als die i. E. Es ist daher sicher Barkan (1923) im Unrecht, wenn er, allerdings nur im Vergleich der amerikanischen Statistiken über Smith und Barraquer mit der MELLERschen extrakapsularen Extraktion, lieber an jedem fünften extrakapsular extrahierten Patienten eine Discission ausführen, als die i. E. vornehmen würde.

Wenn, wie dies BASTERRA (1927) bei einem Fall von traumatischer Katarakt bei einem 27jährigen Manne, die in der Kapsel extrahiert wurde, gesehen, der hintere Augenpol sich in den Glaskörper eingestülpt erwies, so ist dies natürlich nicht dadurch bedingt, daß die Linse in der Kapsel extrahiert wurde, sondern zweifellos durch die hochgradige Hypotonie zufolge Glaskörperabfluß.

C. PAGENSTECHERs intrakapsulare Extraktion.

1. Ausführung der Operation. Mit dem Graefemesser wird in der corneoscleralen Grenze ein ungefähr ein Drittel der Hornhautzirkumferenz betreffender Schnitt mit schmalem Bindehautlappen ausgeführt, breite Iridektomie mit nachfolgender Reposition der Iris. Der Bulbus wird dann mit der Fixationspinzette unterhalb des Hornhautrandes gefaßt, stark nach unten gezogen und mit dem Platinlöffel ein Druck auf den scleralen Wundrand ausgeübt. Gelingt die Entbindung so nicht leicht, so wird der PAGENSTECHERsche flache Löffel (PAGENSTECHER 1877, S. 16) »vorsichtig hinter den Linsenäquator eingeschoben und gleitet dann an der hinteren Kapsel, mit der er immer Fühlung behalten soll, so weit nach unten, bis sein Rand die untere Zirkumferenz des Linsenäquators umfaßt. Zur Erleichterung dieses Manövers kann man einen leichten Druck auf den unteren Teil der Linse ausüben, wodurch das Scheitel des Linsenäquators etwas nach vorn tritt«.

Später hat PAGENSTECHER das Verfahren modifiziert, wie ich schon in der Operationslehre angegeben, und empfehle ich die Ausführung der Operation jetzt in folgender Weise. Die Vorbereitungen sollen so getroffen werden wie bei jeder i. E., also selbstverständlich Akinesie, retrobulbäre Novocaininjektion und Zügelnaht. Die Größe des Lappenschnittes muß der voraussichtlichen Größe der Linse angepaßt sein, mindestens Eindrittelbogen betragen, bei voraussichtlich mäßig größerer Linse zwei Fünftel bzw. etwas darüber. Bei schlotternden Linsen, überhaupt bei Verdacht auf Glaskörpervorfall, soll die Liegardnaht (siehe unten S. 56) vor dem Lappenschnitt angelegt, jedenfalls aber nach dem Lappenschnitt eine Bindehautnaht vorgelegt werden. Nach der Iridektomie drückt der große Jägerlöffel (oder die Weberschlinge, siehe unten) den scleralen Wundrand leicht zurück und sucht unter langsam zunehmendem Druck den Linsenrand zur Einstellung zu bringen. Tritt die Linse nicht in die Wunde ein und läßt sie sich unter Fortdauer des Druckes mit dem Löffel nicht entbinden, so wird der letztere langsam um den oberen Linsenrand herum zwischen Linse und Glaskörper eingeführt, so daß er etwa das obere Drittel, selten die Hälfte der Linse umfaßt (Abb. 19). Man drückt mit dem Löffel wieder etwas gegen die sclerale Wundlefze, bzw. gegen den Zonula-Glaskörper in deren Bereiche, während der am unteren Hornhautrande angelegte Schielhaken gegen den unteren Rand der Linse drückt und sie langsam vor dem Löffel aus der Wunde herausleitet. Nur wenn die Linse auf diese Weise nicht entbunden werden kann, wird der Löffel etwas weiter eingeführt und unter Gegendruck auf die Linse dieselbe herausgehoben. Wird beim ersten Entbindungsversuch der obere Linsenrand hinter die sclerale Wundlefze verschoben, so kann durch den Druck des in die Wunde eingelegten Löffels die Linse über ihre horizontale Achse gestürzt, also mit dem unteren Rand voran entbunden werden.

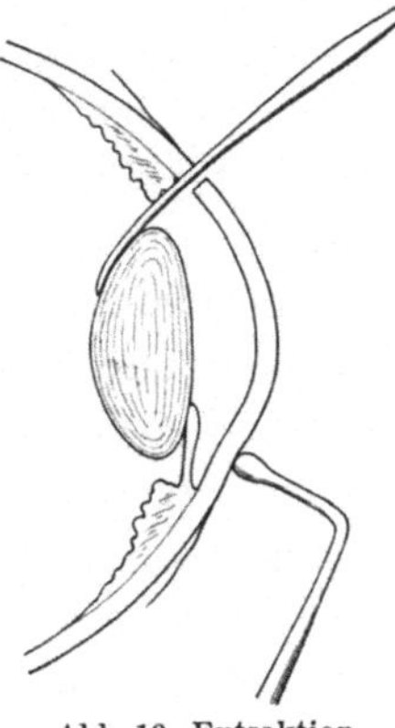

Abb. 19. Extraktion nach PAGENSTECHER.

PAGENSTECHER hat seinerzeit noch daran festgehalten, den Bulbus mit der Fixationspinzette herabzuziehen und mußte daher, da die zweite Hand den Löffel an die sclerale Wundlefze andrückt, den Druck mit dem Glasschieber, den er zur Expression verwendete, durch den Assistenten ausführen lassen.

Da der Bulbus durch die Zügelnaht leicht in die entsprechende, leicht gesenkte Stellung gebracht werden kann, fällt die Notwendigkeit weg, daß der Assistent sich anders als nur durch Offenhalten der Lider an der Operation beteiligt.

2. Indikationen. Ich halte das Verfahren PAGENSTECHERS nur für ganz spezielle Verhältnisse geeignet, und gleichzeitig für diese besonders wertvoll, und zwar 1. bei zyklitischen Staren, deren Kapsel so prall gespannt ist, daß sie sich mit der Pinzette nicht fassen läßt. Es wird hier, so wie bei der i. E. solcher Augen überhaupt, nach Iridektomie die Iris von der Linsenkapsel abgelöst. Man führt eine wenig gebogene oder besonders bei tiefliegenden Augen am besten meine geknickte Cyclodialysenspatel am oberen Ende eines Kolobomschenkels vorsichtig zwischen Iris und Linse ein und löst, die Spatel langsam vorschiebend, durch Drehung derselben in der Richtung des Pupillenzentrums entweder schon ringsum die Verklebungen des stehengebliebenen Pupillenrandes ab oder, falls dies nicht gelingt, führt man die Spatel an dem gegenüberliegenden Kolobomschenkel nochmals in gleicher Weise ein und löst durch Drehung derselben die restlichen Verklebungen. Läßt sich dann, wie erwähnt, die Linsenkapsel nicht fassen, so wird ein breiter Löffel — ich verwende dazu meinen geknickten Jägerlöffel — in die Wunde auf etwa $1/3$ mm Breite eingeführt, mit dem Schielhaken nahe dem unteren Hornhautrand an der Hornhaut ein Druck ausgeübt, der den oberen Linsenrand etwas nach vorn drängt, und der Löffel hinter denselben vorgeschoben und durch zunehmenden Druck mit dem Schielhaken die Linse entweder gestürzt oder rechtläufig entbunden. Der Zweck des Löffels ist eigentlich nur der, den scleralen Wundrand etwas zurückzudrücken und den Glaskörper zurückzuhalten. Das gleichzeitig erfolgende Sprengen der Zonulafasern oben kommt hier kaum in Betracht, da bei solchen zyklitischen Staren häufig die Zonula defekt ist. Ist sie aber im Gegensatz hierzu bindegewebig verdickt, so ist doch ihre Durchtrennung besonders wertvoll.

Daneben kommt diese Extraktionsart in Betracht bei tumescenten Staren, die sich nicht mit der stumpfen Pinzette fassen lassen, aber nur wenn gleichzeitig ein Kolobom angelegt wurde. Darüber siehe S. 21.

In manchen Fällen erübrigt sich die Einführung des Löffels in die Wunde vollständig und genügt es, ihn an die sclerale Wundlefze leicht anzudrücken, so daß eigentlich nach Smith fast nur durch den Druck des Schielhakens auf die untere Hornhauthälfte die Linse entbunden wird. Handelt es sich um eine sehr harte Linse eines älteren Individuums, so ist an Stelle des Jägerlöffels die geknickte Weberschlinge vorzuziehen.

Helen Blum (1927) schildert in einer nicht gedruckten, aber durch Stock, Tübingen, zu erhaltenden Inauguraldissertation das Verfahren Stocks bei komplizierten Staren, das sich, kombiniert mit der Lösung der hinteren Synechien mit der Spatel vor der Extraktion der Linse, mit dem Pagenstecherschen Verfahren deckt. Unter 28 Augen nur sechs Glaskörpervorfälle, also in Berücksichtigung der Vorgeschichte der Augen ein ausgezeichnetes Resultat.

3. Abänderungen und verwandte Verfahren. Johnson Lindsay (1923) verwendet bei der Pagenstecher-Extraktion statt des Glasschiebers (nach Pagenstecher) den Schielhaken. Viel Glaskörper. Seine angebliche Modifikation derselben ist de facto eine durch besonders großen Lappenschnitt und durch Verwendung des Schielhakens als Expressor von dem Original-Pagenstecher verschiedene Operation. Über ein besonderes Verfahren Johnsons siehe S. 37.

Aus dem Pagenstecherschen Verfahren hat sich vielfach die Entbindung der Linse durch Einführung eines Löffels oder der Weberschlinge hinter dieselbe und Extraktion durch Andrücken beider gegen die Hornhauthinterfläche entwickelt. Es ist interessant, daß Schnabel, der ein außerordentlich vorsichtiger Operateur war, die Morgagnische Katarakt natürlich immer nach Iridektomie regelmäßig, und zwar, wie ich hervorheben muß, immer ohne Glaskörpervorfall in dieser Weise mit dem großen Jägerlöffel entbunden hat. Vielfach wurde Pagenstechers Vorgehen der Entbindung der Linse dahin mißverstanden, daß er von Anfang an die Linse mit dem Löffel entbunden habe.

Szymanski (1923) hat das Verfahren unzweckmäßig dahin modifiziert, daß er die Linse durch einen mittels sägenden Zügen der Lanze ausgeführten seitlichen Halbbogenschnitt mit der Schlinge entbindet.

Aus diesem Vorgehen haben sich wohl auch mehrere andere entwickelt. So berichtet Johnson Lindsay (1922), daß Macnamara mit einer leicht löffelförmigen

Spatel zwischen Iris und Linse eingehend, zuerst unten, dann an der Seite die
Zonula löst, dann von hier mit dem Löffel zwischen hintere Linsenfläche und
Glaskörper zum gegenüberliegenden seitlichen Linsenrand eingeht, über diesen
hinweg bis zur entgegengesetzten Seite und mit demselben die Linse herauszieht.
Es ist keine Empfehlung des Verfahrens, wenn ausgeführt wird, daß die Pupille
immer birnförmig deformiert bleibt und begreiflicherweise meist Glaskörperverlust
erfolgt, der aber selten genüge, um eine Gefahr für das Sehvermögen zu erzeugen.

Verwandt ist das Verfahren von Orlando Pes[1], welcher mit einem Haken
die Zonula ringsum löst und dann die Linse mit einem Doppelhaken extrahiert.

Higgins hat 1888 die Linse mit einem Schnitt nach unten und einer geraden
Schlinge in der Kapsel entbunden. Später hat er für die Extraktion nach oben
eine fünfeckige Schlinge verwendet, welche durch die Zonula ganz hinter die Linse
eingeführt wird und auf der durch Gegendruck mit einem auf den unteren Hornhautrand durch den Assistenten angelegten Spatel die Linse entbunden wird.
Auch hat er mitunter eine Zonulotomie angewendet.

Johnson Lindsay (1922) selbst, der zuerst nach Pagenstecher vorgeht (und
etwas Glaskörpervorfall willkommen heißt!), aber wenn die Linse sich auf diese
Weise nicht entbinden läßt, einen zweiten Löffel an die Vorderfläche der Linse
einführt und zwischen beiden Löffeln die Linse entbindet, gibt begreiflicherweise
keine Statistik — ähnlich Abramowicz (1931).

Ebenso unzweckmäßig scheint mir wohl das Vorgehen von Hern (1925),
welcher eine Zange verwendet, deren eines Blatt hinter die Linse, das andere vor
sie eingeführt wird.

Etwas kompliziert ist Verhoeffs (1927) Verfahren. Eine eigene stumpfe
Pinzette wird — natürlich nach Iridektomie — geschlossen flach in die Wunde
eingeführt, ein Arm geöffnet, ein Arm hinter, einer vor die Linse eingeführt und
diese damit gefaßt. Dann wird mit dem Schielhaken am unteren Hornhautrand
die Zonula gesprengt und durch Zug und Druck die Linse entbunden. In etwas
über der Hälfte der Fälle gelang die Operation. Etwas über 6% Glaskörpervorfall.
Dieses Verfahren gleicht dem früher erwähnten, aber wohl allzu eingreifenden Verfahren von Orlando Pes.

Die Verwendung der Reisingerpinzette zur i. E. ist jedenfalls weniger
schonend als die des Jägerlöffels oder der Weberschlinge, und nur bei harten Linsen
anwendbar.

D. Die intrakapsulare Extraktion von Henry Smith.

Die Art der Ausführung der Expression der Linse ohne vorausgehende
Zonulalösung von Henry Smith ist in der Augenoperationslehre eingehend
geschildert und ist bezüglich der Art der Ausführung der Operation nichts
hinzuzufügen. Der Vollständigkeit halber möchte ich aber, da ich die Expression für bestimmte Fälle empfehlenswert halte, kurz die wichtigsten
Punkte unseres einschlägigen Vorgehens anführen.

Die Sicherungsmaßnahmen für die i. E. halte ich selbstverständlich auch
bei Smith für unerläßlich. Es ist mir unfaßbar, daß man bei einem so heiklen

---

[1] Siehe eingehende Beschreibung des Verfahrens und Abbildung in der Operationslehre S. 1069.

Verfahren wie jede i. E. auf die Akinesie verzichten kann, und nicht viel weniger gilt dies von der retrobulbären Injektion, der Zügelnaht und der Wundnaht.

1. Ausführung der Smithextraktion. a) Lappenschnitt. Im Gegensatz zu SMITH u. a., welche einen fast rein cornealen Schnitt, Scheitel etwa 1—2 mm vom oberen Hornhautrand entfernt, empfehlen, glaube ich, daß man unbedingt an der Schnittlage im Limbus mit fast gänzlich deckendem Bindehautlappen festhalten soll. Es ist ja möglich, wie dies z. B. ORLANDO PES (1909) angibt, daß man bei cornealer Schnittlage öfter auf die Iridektomie verzichten kann; die Nachteile des cornealen Schnittes, seine schwere Heilbarkeit, das Ankleben der Iris an die innere Wunde usf., sind so wichtige Gegenargumente, daß ich auch das Unterlassen der Iridektomie nicht mit der cornealen Schnittlage erkaufen möchte. Je nach der voraussichtlichen Größe der Linse ist mindestens Zweifünftel- bis Halbbogen notwendig, und zwar bei Extraktion durch die runde Pupille, während bei kombinierter Extraktion ein Zweifünftelbogenschnitt unter allen Umständen ausreichen dürfte.

b) Die Vorteile der vorgelegten Bindehautnaht sind so beträchtliche, daß man auf dieselbe nicht verzichten soll, sofern man überhaupt intrakapsular extrahieren will.

c) Nur bei einer einzigen Kataraktform kann man meines Erachtens die Iridektomie weglassen, und das ist bei Cataracta Morgagniana; aber selbstverständlich bei diesen Augen nur dann, wenn die am Tage vor der Operation erfolgte Einträufelung von Homatropin eine mindestens 7 mm weite Pupille ergeben hat.

d) Expression der Linse. Bei nur ganz leicht gesenktem Auge bzw. nur ganz leicht angezogener Zügelnaht wird der Schielhaken am Limbus unten angelegt und damit ein Druck gegen die untere Zonulapartie direkt nach hinten oder sogar etwas nach hinten-unten ausgeübt, um gewissermaßen die Linse unten zu umgreifen und sie dadurch zu stürzen (Abb. 20). In der zweiten Hand hält der Operateur einen Daviellöffel, und wenn die Linse sich nicht nach etwa 10—15 Sek. Druck mit dem Schielhaken nach oben luxiert und einzustellen beginnt, wird der Daviellöffel an die sclerale Wundlippe angelegt und die Wunde dadurch zum Klaffen gebracht. Druck und Gegendruck müssen sorgfältig ausgewertet werden, und erst wenn die Linse schon mit dem unteren Rand, also gestürzt sich in der Wunde einstellt, kann der Druck mit dem Schielhaken ganz beträchtlich verstärkt werden. Ist die Linse etwa zur Hälfte eingestellt und läßt sich nicht weiter herausdrücken, so kann man den Daviellöffel an einer Seite derselben andrücken und sie unter Fortsetzung des Druckes mit dem Schielhaken herausrollen.

e) Schluß der Naht, Reposition der Iris.

f) Wenn die Operation **kombiniert** ausgeführt wird, so ist das Stürzen der Linse weniger wichtig und wird die Linse einfach durch Druck am unteren Hornhautrand rechtsinnig herausgeleitet (Abb. 21, 22). Wenn sie eingestellt ist, kann sie wieder mit einem zweiten Instrument herausgerollt werden, da dadurch die Loslösung von Glaskörper und Zonula erleichtert ist. Wegen der Gefahr des Glaskörpers scheint es mir aber in diesem Fall vorteilhafter nach PAGENSTECHER vorzugehen, d. h. den großen geknickten Jägerlöffel an der scleralen Wundlefze einzudrücken und dadurch den Linsenaustritt zu erleichtern. Erfolgt derselbe nicht leicht, so wird, sobald der Linsenrand vortritt, der Löffel einige Millimeter weit in die hintere Kammer eingeführt und die Linse unter fortgesetztem Druck mit dem Schielhaken entbunden.

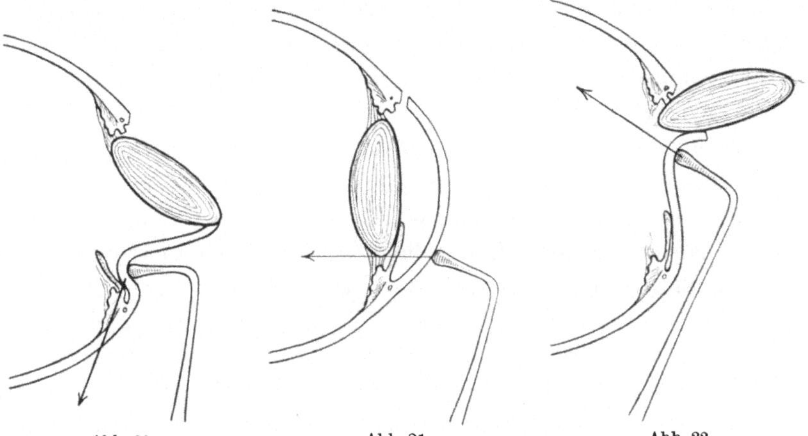

Abb. 20.   Abb. 21.   Abb. 22.

Abb. 20. Entbindung der Linse, gestürzt, nach SMITH. — Abb. 21. Smithextraktion, rechtläufige Entbindung. — Abb. 22. Wie Abb. 21.

Tritt Glaskörper vor oder läßt sich die Linse überhaupt nicht entbinden, so wird rasch wie bei PAGENSTECHER der Löffel hinter die Linse vorgeschoben und sie durch Andrücken desselben gegen die Cornea auf dem Löffel entbunden. Bei vorsichtigem Vorgehen kann dies ohne Glaskörpervorfall gelingen.

g) Wurde die Extraktion einfach tendiert, so soll die Iriswurzelinzision bzw. Exzision nach Entbindung der Linse ausgeführt werden.

h) Bezüglich der **Nachbehandlung** kann ich den Standpunkt von SMITH und vieler seiner Nachfolger, welche bis zu 10 Tagen den Verband am operierten Auge unverändert liegen lassen wollen, nicht teilen. Auch bei unruhigen Patienten ist täglich einmaliges Verbinden vorzuziehen.

2. Indikationen zur Smithextraktion. Die Gründe, weshalb die Smithextraktion als regelmäßige i. E. nicht empfehlenswert ist, sind einleuchtend. Einerseits der starke Druck, der zur Entbidung der Linse notwendig ist und dessen Folgen aus den S. 58 angeführten anatomischen Befunden ersichtlich sind, der zweifellos zu einer starken Destruktion des Glaskörpers

und bei empfindlichen Augen zu einer expulsiven Blutung Anlaß geben
kann. In den Statistiken über Smithextraktionen findet sich fast regelmäßig eine größere Zahl von expulsiven Blutungen angeführt. Ein wich-
tiges Moment ist die von allen Smithoperateuren zugegebene große Gefahr
des Glaskörpervorfalles, der in einem meist 10% überragenden Prozentsatze
beobachtet wird. Ein weiterer Gegengrund ist auch die starke Schädigung
der Iris, wenn man mit runder Pupille extrahieren will, die dann so häufig
zu Irisprolaps Anlaß gibt.

Es dürften also folgende Indikationen für die Smithextraktion bestehen:

a) **Für die einfache Extraktion ausschließlich bei** Cataracta
Morgagniana. Es ist in diesen Fällen die Glaskörpergrenzhaut immer senil
verdickt, die Zonula meist defekt, die Linse schmiegt sich der Durchtritts-
öffnung gut an und kann daher ohne Schädigung der Iris entbunden werden.
Die Iriswurzelincision bzw. Basalexcision muß natürlich nach Entbindung
der Linse angelegt werden.

b) **Nur wenn mit Iridektomie kombiniert** extrahiert wird α) bei
einfachen senilen Katarakten im Stadium tumescentiae, also dann, wenn
die stumpfe Kapselpinzette die Kapsel nicht zu fassen vermag, sondern abgleitet. Da es sich um große Linsen handelt, ist von vornherein ja ein mindestens Zweifünftelbogenschnitt, besser etwas darüber, angelegt worden;
aber auch dann soll die Expression nur bei älteren Individuen und dann versucht werden, wenn besondere Verhältnisse dazu drängen, intrakapsular zu
extrahieren, also z. B. bei Diabetes, Nephritis oder in vorher an Keratitis
oder Iritis krank gewesenen Augen. Gelingt sie nicht leicht, so kann noch
ein Versuch gemacht werden, die Linse durch Fassen mit der glatten Pinzette
zu entbinden, wie S. 21 geschildert wird.

β) **Bei zyklitischen Staren**, bei denen ja in der Regel schon wegen
der Reste der vorausgehenden Iridocyclitis oder erst behufs der Kataraktextraktion präparatorisch iridektomiert wurde (es sind dies die einzigen
Augen, in denen ich die präparatorische Iridektomie überhaupt für zulässig
halte), wieder im Falle die Linse sich nicht mit der stumpfen Kapselpinzette
fassen läßt. Bestehen nur einzelne hintere Synechien im Pupillarbereich,
so kann die Expression (die ja oft, wie erwähnt, in den Pagenstecher über-
geht) auch ohne Lösung derselben versucht werden und gelingt fast immer.
Bestehen jedoch breite Verwachsungen des Pupillarrandes, so werden dieselben, wie S. 35 geschildert, mit der Cyclodialysenspatel vor der Extraktion
gelöst. Hier gelingt auch die Expression fast immer recht leicht, genügende
Größe des Schnittes vorausgesetzt.

3. Abänderungen der Smithexpression. Wie eingangs erwähnt, ist ja
eigentlich die i. E. von Knapp-Stanculeanu nur Abänderung des Originalver-
fahrens, also nur Erleichterungen der Expression.

Schon 1895 hat GRADENIGO die Linse in der Kapsel durch Druck, aber nach instrumenteller Lösung der Zonula entbunden. GRADENIGO scheint der Vorläufer von SMITH gewesen zu sein. Später sind eine Reihe von Modifikationen des SMITH-schen Verfahrens angegeben worden.

SAVAGE (1909) und NESFIELD (1912) lösten wie GRADENIGO die Zonula mit einem eigenen Haken, während W. A. FISHER (1923, 1931) eine eigene Nadel verwendet, die er nach Iridektomie zur Erleichterung der Expression in die Linse einsticht.

H. SMITH selbst hat, nachdem er in wiederholten Mitteilungen auf besondere Punkte hingewiesen, z. B. auf die Art des Druckes mit dem Schielhaken usf., 1928 seine gesamten Erfahrungen über die i. E. mit genauer Schilderung seines Vorgehens in einem Buche zusammengefaßt. Er verlangt jetzt Halbbogenschnitt und unbedingt Stürzen der Linse bei der Entbindung. Das Stürzen erreicht er damit, daß er einen gebogenen Löffel mit der Konvexität auf die sclerale Wundlefze anlegt und andrückt, während er gleichzeitig mit dem Schielhaken den unteren Linsenrand zu umfassen und zu luxieren versucht. Zur Verhinderung des Iris-prolapses verlangte SMITH entweder komplette oder basale Iridektomie; seitdem er das geschilderte Löffelmanöver hinzugefügt hat (ein Vorgehen, welches ja vielfach schon früher angewendet wurde) und die Linse stürzt, operiert er meist mit Erhaltung der runden Pupille und legt zur Verhinderung des Irisprolapses im Bereiche der Lappenwunde drei Iriswulzelincisionen an.

Die angebliche Modifikation der SMITH-Extraktion durch IMRE (1921) ist eigentlich die STANCULEANU-Operation, da er die Linse vor der Expression mit der Kapselpinzette luxiert, außerdem läßt er aber durch den Assistenten den Corneallappen nach der Anlegung des Schielhakens auf den unteren Hornhautrand lüften und durchtrennt in der oberen Zirkumferenz die Zonula mit der Spatel.

Unzweckmäßig ist auch die angebliche Abänderung des SMITH von ROY (1928), der vielleicht aus der Not eine Tugend macht, indem er mit dem Starschnitt gleichzeitig die Iris ausschneidet und dann die Linse nach SMITH entbindet.

STROUD HOSFORD (1912) hat nach Lappenschnitt ohne Iridektomie eine feine Nadel in die Oberfläche der Linse eingestochen, damit die Linse um ihre Sagittalachse rotiert, um so die Zonula ringsum abzureißen und dann die Expression nach SMITH vorgenommen.

SCHWARTZ (1927) hat einen gebogenen Expressionshaken angegeben.

SHANKER (1923), der völlige Exposition der Übergangsfalte bei der Lidöffnung verlangt, präpariert vor dem Starschnitt einen Bindehautlappen ab und massiert den Bulbus mit einem auf die Cornea direkt aufgelegten Wattetampon.

Wenn PETER LUTHER (1923) auf Grund von wenigen Beobachtungen die traumatischen Veränderungen des Glaskörpers nach der BARRAQUERschen Extraktion intensiver fand als bei SMITH, so ist er zweifellos im Irrtum.

MADDOX (1928) empfiehlt für die i. E. eine eigenartige Fixation des Augapfels; mit einer schielhakenartig gekrümmten, an beiden Armen feinste Zähne tragenden Pinzette wird die obere Wundlippe der Conjunctiva gefaßt, damit der Augapfel dirigiert und gleichzeitig die sclerale Wundlippe zurückgedrückt; er verhütet dadurch den Glaskörpervorfall. Für den Fall, als ein breiter Bindehautlappen angelegt wurde, ist die Pinzette in folgender Weise modifiziert: An das eine Armende ist ein rechtwinklig abstehendes Plättchen angesetzt, welches unter die Linse hineingedrückt werden kann.

Bis zum Jahre 1919 ist die Literatur in der Publikation K. Ascher (1920) aus meiner Klinik zusammengestellt, nur einzelne Ergänzungen und die neueste Literatur wurden hier angeführt.

E. Barraquers Extraktion mit dem Erisiphak.

Ohne Kenntnis seiner Vorläufer Stoewer und Hulen (siehe Operationslehre S. 1075) hat Barraquer sein ingeniöses Verfahren erdacht, welches eine ganze Reihe von Anhängern für die i. E. gewonnen hat, wenn es auch manche Schwierigkeiten bietet und wohl nur in der Hand eines erstklassigen Operateurs zu durchaus guten Erfolgen führen kann.

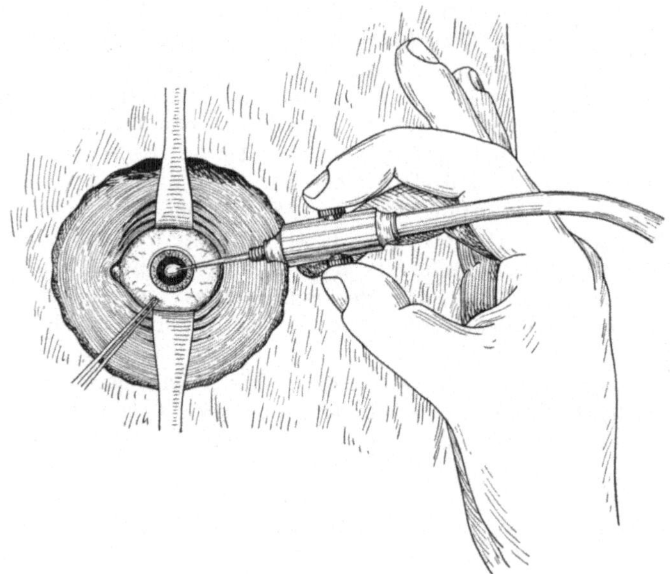

Abb. 23. Barraquers Extraktion.

1. Ausführung der Operation. Die Pupille wird durch reichliches Eumydrin und Cocain erweitert, Akinesie. Der Kranke liegt horizontal mit stark zurückgeneigtem, fast hängenden Kopf, hinter ihm sitzt der Operateur. Das Oberlid wird durch einen Haken, das Unterlid durch den Daumen des Assistenten abgehoben. Halbbogenschnitt nach oben, der unten unmittelbar am Hornhautrand beginnt, am Scheitel in schmaler Zunge die oberflächlichen scleralen Lagen mitnimmt, so daß ein gut deckender Bindehautlappen gebildet wird. Durch diesen werden zwei seitliche Bindehautnähte vorgelegt. Schmale Basalexcision der Iris. Dann wird der Sauglöffel, den die rechte Hand hält, von der rechten Seite der Lappenwunde eingelegt, in die Pupille vorgeführt und auf die vordere Linsenfläche etwas unter der Mitte leicht angepreßt. Durch Daumendruck wird das Ventil geöffnet und das Vakuum in den

Sauglöffel eingeschaltet (Abb. 23). Zur Erzeugung des Vakuums verwendet BARRAQUER eine eigenartig konstruierte Luftpumpe, welche (siehe Abb. 24) ein vibratorisches Vakuum erzeugt, da nach dem Anlegen des Löffels durch die Vibration an die Linse die Zonulafasern gesprengt werden. Wenige Sekunden nach Einschaltung des Vakuums werden zuerst ganz kleine seitliche Bewegungen mit dem Sauglöffel ausgeführt und dann derselbe langsam um seine Achse gedreht, welcher Drehung die Linse folgen muß, so daß der untere Linsenrand an der Hornhauthinterfläche vorbeigleitend zuerst sich in der Wunde einstellt, die Linse also gestürzt entbunden wird. Durch einen leichten Druck mit einem am unteren Hornhautrand angelegten Löffel oder Schielhaken (oder nach BARRAQUER mit der Pinzette) wird die Entbindung unterstützt. Die gewöhnliche Toilette nach Schluß der Naht, Einstreichen von Eserinsalbe und Sublimatsalbe an die Lider beschließt die Operation.

DasVerfahren ist außerordentlich elegant, läßt sich bei gut beweglicher, nicht rigider Iris leicht durch die runde Pupille ausführen, ist aber schwierig, erfordert Übung vorerst an Kaninchen- oder Leichenaugen,

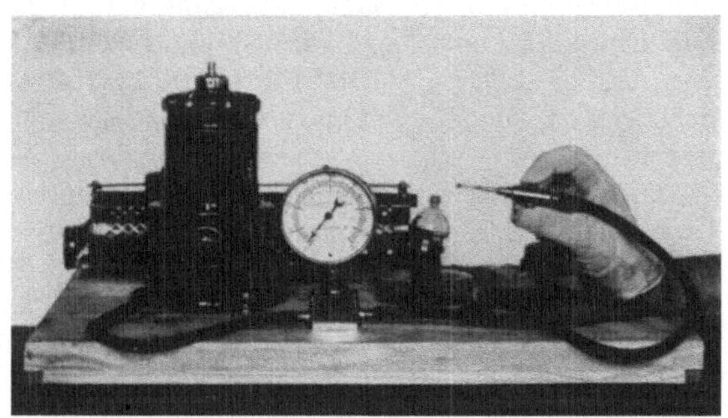

Abb. 24.

und ist nur für sehr geübte Operateure empfehlenswert. Die Abhängigkeit von der Apparatur ist gleichfalls eine Unannehmlichkeit, und es erscheint mir sehr plausibel, daß der Bericht eines Ophthalmologen richtig ist: er habe gefragt, nach welcher Methode BARRAQUER sich selbst operieren lassen würde und von ihm die Antwort erhalten: »Nur nach BARRAQUER, aber nur von ihm selbst.«

Der noch zu hohe Prozentsatz der Glaskörpervorfälle und der Irisvorfälle bei einfacher Extraktion hat mich veranlaßt, auch dieses Verfahren wieder aufzugeben, obwohl es, wie nochmals betont werden soll, ideale Resultate geben kann.

2. Abänderungen des Barraquer. In der Technik des Vorgehens selbst sind wenige Abänderungen versucht worden. Einzelne Autoren, wie NUGENT (1929), POYALES (1929) glauben die Operation dadurch zu erleichtern, daß sie die Linse rechtläufig entbinden, zum Teil in dem Irrglauben, daß das Stürzen eine Verziehung der Pupille bewirke.

VAN LINT (1927) erweitert die Pupille durch wiederholte Einträufelung von 5% Eumydrin, schon am Abend vor der Operation beginnend, retrobulbäre Anästhesie mit 2%iger Novocainlösung. Nach Abpräparieren eines 1 cm breiten, am Hornhautrand adhärenten Bindehautlappens in der ganzen lateralen Bulbushälfte, der über die Cornea zurückgeschlagen wird, wird zuerst durch Einstich mit einer breiten Lanze lateral im Limbus, dann durch Erweiterung des Schnittes nach oben und unten mit der Schere ein lateraler Halbbogenschnitt angelegt. Kleine Excision der Iriswurzel am oberen Schnittende, zwei Bindehautsuturen vorgelegt. Dann wird der BARRAQUERsche Sauglöffel, den VAN LINT aber gestreckt hat, in horizontaler Richtung eingeführt, und zwar am rechten Auge etwas oberhalb, am linken etwas unterhalb des Zentrums der Linse, während der Operateur den Bindehautlappen mit der linken Hand abhebt. Kleine Rotation des Sauglöffels um seine anteroposteriore Achse und dann Verschiebung nach oben und unten soll die Zonula lösen; endlich wird durch dessen Drehung in der Achse um 180⁰ die Linse in die Vorderkammer luxiert, wobei die Drehung am linken Auge nach unten, am rechten Auge nach oben erfolgt. Ist die Linse vollständig gedreht, ihre Hinterfläche also in Berührung mit der Corneahinterfläche, wird sie mit dem Sauglöffel aus der Vorderkammer entfernt. Nach Schürzung der vorgelegten Naht werden drei weitere Bindehautnähte angelegt. Einträufelung von Pilocarpinöl, Binoculus für 48 Stunden. Als besonderen Vorteil führt VAN LINT die Leichtigkeit der Einführung und der Drehung des Sauglöffels an, sowie Erleichterung des Einreißens der Zonulafasern.

O. WOLFE (1931) ändert den Barraquer in der Weise ab, daß er nach präparatorischer Iridektomie (!) und schon 8—10 Tage später nach Anlegung eines Halbbogenschnittes mit großem Bindehautlappen 1—2 Tropfen 5%igen Cocains in die Vorderkammer injiziert, dann mit der Pinzette den Hornhautrand lüftet und den Sauglöffel bei freier Sicht auf die Linsenvorderfläche aufsetzt. Nach Lockerung der Zonula durch entsprechende Bewegung des Löffels wird unter Mithilfe eines Druckes mit der Pinzette in der Gegend des unteren Limbus rechtläufig die Linse entbunden.

Wie schwierig die Barraqueroperation einzuüben ist, ergibt sich unter anderem auch daraus, daß z. B. WOLFE bei den ersten 100 Fällen 22%, in dem zweiten Hundert 17%, in dem dritten 12% Glaskörpervorfall erhielt. Entsprechend dem nahm die Zahl der positiven Fälle von 72 auf 75% der Fälle zu.

Verschiedene Abänderungen des Sauglöffels wurden angegeben von FOSTER MOORE (1923), McDANNALD (1922) und BASTERRA (1924), ebenso von KOEPPE (1923) aus theoretischen Gründen.

Um den ziemlich teuren Apparat entbehren zu können, hat MUNOZ URRA (1922) einen Metallkessel angegeben, welcher erhitzt wird und bei dessen Erkalten angeblich ein genügendes Vakuum erzeugt wird.

ORMOND (1921), ebenso MARBAIX (1922) haben ein Wassergebläse verwendet — auch ich habe ein solches mit dem gleichen Erfolge wie den Original-Barraquer-Apparat benützen können —, empfehlen aber gleichzeitig, entweder nach dem Lockern der Linse mittels Sauglöffels die Linse loszulassen und durch Druck zu entbinden oder gleichzeitig durch Zug mit dem Sauglöffel und durch Druck auf den unteren Hornhautrand die Linse zu extrahieren.

Die Brüder GREEN (1922) haben eine Quecksilberluftpumpe und einen Fußtritt zur Auslösung des Vakuums angegeben.

Die Frage, ob die Vibration, wie BARRAQUER angibt, einen integrierenden Wert für das Sprengen der Zonula hat, scheint mir nicht einwandfrei entschieden. Auch MARBAIX (1921) und MEYNARD (1921) halten die Vibration für überflüssig.

Downs Quecksilbervakuumapparat wird von R. Smith (1927) als deletäres Instrument geschildert; wenn aber bei seiner Verwendung der Sauglöffel leichter abgleitet, die Linse in den Glaskörper versenkt und massenhaft Glaskörper angesaugt wird, wie R. Smith angibt, so ist das wohl Schuld des Operateurs und nicht der Luftpumpe.

F. Extraktion unter Verwendung der stumpfen Kapselpinzette.

1. Extraktion nach Stanculeanu. Stanculeanu hat schon 1911 seine erste kleine Statistik mitgeteilt und das Verfahren 1912, etwas weitergebildet, definitiv veröffentlicht. Zweifünftel- bis Halbbogenschnitt im Limbus, Iridektomie. Einführen der von Stanculeanu angegebenen glatten Kapselpinzette, an deren Armen in der Innenseite eine flache Rinne angebracht ist, in die Vorderkammer, Andrücken derselben an die vordere Linsenkapsel im Pupillarbereich und Fassen einer möglichst breiten Falte derselben. Durch zarte seitliche Bewegungen und dann Zug mit der Pinzette nach oben wird die Linse gelockert und so weit nach oben verschoben, daß der untere Rand in der Pupille sichtbar wird. Dann wird die Kapselpinzette geöffnet, aus dem Auge entfernt, je eine Spatel an der scleralen Wundlefze und am unteren Hornhautrand angelegt und die Linse durch den Druck mit den beiden Löffeln entbunden. Läßt sich die Linse nicht entbinden, so wird die Snellensche Schlinge hinter dem oberen Linsenrand herum an ihre Hinterfläche geführt und die Linse damit entbunden.

2. Extraktion nach A. Knapp und Török. Das Verfahren von Knapp, welches er erst 1914 unter Mitteilung von 100 Fällen publizierte, aber schon 1910 anzuwenden begonnen, unterscheidet sich in einem wichtigen Detail von dem geschilderten Stanculeanu-Verfahren. Knapp faßt die Linsenkapsel gleich nach der Iridektomie mit der glatten Kaltschen Pinzette n a h e d e m   u n t e r e n   L i n s e n r a n d e, zerreißt durch seitliche Bewegungen die unteren Zonulapartien, hebt dann die Linse langsam wundwärts und setzt die Pinzette ab, wie Stanculeanu, sobald der untere Linsenrand in der Pupille erscheint. Dann wird ein Smithscher Lidhaken, also ein dem Schielhaken ähnlicher Haken, im unteren Limbus angesetzt und direkt nach hinten gedrückt, gleichzeitig mit der Spatel ein Druck an der scleralen Wundlefze ausgeübt, und so die Linse gestürzt entbunden. D e r   g r o ß e   V o r t e i l   g e g e nüber   dem   Stanculeanu-Verfahren   liegt   also   an   dem   Ort   des Fassens   der   Linse   und   dem   Stürzen   derselben, da hierbei die nach oben geschobene Linse direkt den Glaskörper zurückhält. Es ereignet sich bei diesem Vorgehen tatsächlich viel weniger Glaskörpervorfall als bei dem ersteren.

Von den Modifikationen dieser beiden hat die größte Bedeutung die von Knapps Schüler Török, der die Linse gleichfalls mit der Kaltschen Pinzette in der oberen Hälfte faßt, gefaßt hält, und unter stetem Gegendruck mit dem Schielhaken rechtläufig entbindet[1]). Wie KNAPP (1921) nachgewiesen hat, gibt dieses Verfahren eine größere Zahl von Glaskörperverlusten und weniger positive Resultate.

Das von mir eingangs geschilderte Verfahren schließt an das KNAPPsche Verfahren an, indem es dessen wichtigsten Punkt, das Fassen der Linsenkapsel in der unteren Hälfte mit der stumpfen Kapselpinzette übernommen hat, an das TÖRÖKsche insofern, als die Pinzette nicht mehr abgesetzt, sondern die Linse größtenteils durch Zug, nur unterstützt durch den Druck mit dem Schielhaken, aber nicht rechtläufig wie nach TÖRÖK, sondern gestürzt wie nach KNAPP entbunden wird. Gerade dieser Umstand und die dazu eingeführten Sicherungsmaßnahmen scheinen die Überlegenheit dieses Vorgehens zu bedingen.

3. Abänderungen dieser Verfahren. Mehrere Autoren, wie SANDER-LARSEN (1930), vermeiden bei der Extraktion der Linse mit der Pinzette vollständig jeden Druck. Wenn SANDER-LARSEN gleichzeitig die retrobulbäre Anästhesie und gewöhnlich die Akinesie unterläßt, ist es nicht verwunderlich, wenn er angibt, es sei bei der i. E. »bedeutend mehr Chance für Glaskörpervorfall als bei der alten Methode«. GREENWOOD (1921), der nach STANCULEANU die Kapsel in oder oberhalb der Mitte faßt, entbindet die Linse durch ein breites Iriskolobom.

PARDO (1927) macht 1 Monat vor der Extraktion präparatorische Iridektomie; er durchtrennt mit dem Haken von GRADENIGO in der ganzen unteren Linsenhälfte die Zonula und extrahiert dann die Linse mit der KALTschen Pinzette.

MENDOZA (1930) ist in einer Anzahl von Fällen in der Weise vorgegangen (ähnlich wie VERHOEFF, siehe S. 37), daß nach Iridektomie durch Druck mit dem Schielhaken in den unteren Hornhautpartien der obere Linsenrand zur Einstellung gebracht wurde, dort die Kapsel gefaßt und die Linse rechtläufig entbunden wurde.

Wenn die Kapselpinzette bei intakter Kapsel abgleitet, haben wir, wenn schon iridektomiert war, auch in manchen Fällen dasselbe Manöver versucht, in der Regel reißt aber die Kapsel ein (siehe oben S. 21).

Es ist fast selbstverständlich, daß jeder Operateur, der die Extraktion in der Kapsel in der früher geschilderten Weise vornimmt, sich nach seiner eigenen Hand die Instrumente auswählt. So ist eine ganze Reihe von Pinzetten zur Extraktion angegeben worden, und zwar von BASTERRA (1929), CASTRESANA (1930), HERN (1925), LICSKO (1925) (abgeschliffene Schulek-

---

[1] Einer freundlichen Mitteilung L. v. LIEBERMANNS-Budapest entnehme ich folgendes: Schon als SCHULEK und später v. GROSZ die Budapester Klinik leiteten, wurden öfter Versuche gemacht, auch von TÖRÖK (1907/08), den Zufall der Extraktion hypermaturer Katarakte in der Kapsel beim Fassen mit der scharfen Kapselpinzette (was wohl jedem Operateur gelegentlich unabsichtlich gelungen ist) dadurch zur Methode zu machen, daß eine etwas abgestumpfte Kapselpinzette verwendet wurde. Da immer mit Iridektomie operiert wurde, wurde selbstverständlich die rechtläufige Entbindung geübt. v. LIEBERMANN schreibt auch, daß er seit vielen Jahren (nach der Art wie ich) die Extraktion mit Pinzette, natürlich mit retrobulbärer Injektion, mit sehr gutem Erfolge übt.

pinzette), während viele Operateure entweder die ältere KALTsche Pinzette oder meine Pinzette verwenden oder, wie z. B. CASTROVIEJO (1929), die von VERHOEFF (1927) angegebene Pinzette, die sich nur auf 2,5 mm öffnen läßt.

SINCLAIRS Kapselpinzette (1927) hat doppelt gekreuzte Arme, die stark nach rückwärts konvex gebogen sind; sie wird durch Druck auf das Heft geöffnet und schließt sich durch Nachlassen desselben automatisch.

Verschiedene kleine Zutaten sollten noch die Operation sichern, so durch das Ober- und Unterlid durchgeführte Fäden zur Erleichterung des Offenhaltens der Lidspalte bei der Operation, die 3—4 Tage liegen bleiben und die Nachuntersuchung erleichtern (PETER, LUTHER 1929), oder das Verschließen der Lidspalte durch eine Naht im Oberlid, die an die Wange festgeklebt wird (ARGANAREZ 1930).

ARRUGA (1931), der im übrigen genau nach meinem Verfahren vorgeht, hat zur Expression der Linse einen doppelt gebogenen Haken angegeben, dessen Krümmung dem Hornhautrand entspricht und diesem entlang angelegt wird.

G. Allgemeine und spezielle Indikationen zur intrakapsularen Extraktion der Linse.

I. Vorteile der intrakapsularen Starextraktion.

Die Frage, ob die Entbindung des Stares in der unverletzten Kapsel überhaupt erstrebenswert ist, ist von den alten Ophthalmologen, wie eingangs erwähnt, eigentlich schon beantwortet worden. Es genügt daher wohl, nur zum Schlusse auf jene Vorteile hinzuweisen, die der i. E. gegenüber der extrakapsularen zukommen und ihre Überlegenheit bedingen.

In erster Linie ist die Reizfreiheit der intrakapsular extrahierten Augen, die Verringerung der Entzündungsgefahr hervorzuheben. Ich habe schon in meiner ersten Mitteilung über Verhütung der postoperativen Iridocyclitis (mit ULBRICH) nachgewiesen, daß die postoperativen Entzündungen nur zum Teil durch Infektion, zum Teil durch das Operationstrauma und durch rückbleibende Starreste bedingt ist, und ist dieser Standpunkt wohl allgemein anerkannt. Ich verweise auch auf die zahlreichen Versuche amerikanischer Autoren über die antigene Resorption von Linsenmassen mit Erzeugung von Anaphylaxie, ferner auf SMITH (zitiert nach Ros 1927), welcher Linsenresten sogar eine größere Bedeutung für eventuelle Schädigung des Auges beilegt, als dem Glaskörpervorfall, und insbesondere auf RÖTTH (1930), dem wir ausgedehnte Untersuchungen über die Toxizität der Linsensubstanz verdanken. Er hat nach extrakapsularer und i. E. das Verhalten der Augen studiert, nennt die i. E. direkt ein Prophylaktikum der postoperativen Entzündung. Bei Extraktionen in der Kapsel hatte er nur 0,87% postoperative Entzündung, bei der gewöhnlichen aus der Kapsel 5,8% gesehen. Für die nicht infektiösen Iridozyklitiden nach extrakapsularer Starextraktion schlägt er den STRAUBschen Namen »Endophthalmitis phacogenetica« vor.

MELLER (BARKAN 1923) hatte unter den von seiner Hand ausgeführten 249 extrakapsularen Extraktionen 26mal Iritis, darunter allerdings nur 10 schwerere — und 2 Infektionen. Es kommt bezüglich letzterer ja auch der Umstand in Betracht, daß Linsensubstanz einen sehr guten Nährboden für pathogene Mikroorganismen abgibt, was allerdings bei aseptischer Operation in keimfreiem Bindehautsacke weniger wichtig ist. Außer bei hoher Myopie sind die Gefahren der toxischen Iritis besonders groß bei Diabetes, überhaupt bei allgemeinkranken Individuen; MELLER hatte bei 7 extrakapsular extrahierten Diabetikern 4 schwere postoperative Iritiden (sowie in 2 Fällen chronischer Nephritis) — trotzdem ist MELLER der i. E. gegenüber recht skeptisch.

Daß die Toxizität der Starreste nicht nur für den vorderen Bulbusabschnitt, sondern auch für die Netzhaut von Bedeutung ist, möchte ich aus drei Fällen meiner Beobachtung erschließen, in denen nach der Extraktion, die von je einem anderen auswärtigen Kollegen extrakapsular ausgeführt worden war, sich ein Zentralskotom, im Anfang absolut, abklingend für Blau und Gelb entwickelt hatte, genau in der Art, wie es nach chronischer Iridocyclitis vorkommt (siehe ELSCHNIG, W. LIPPMANN[1]), bei normalem objektiven Befund oder Hyperämie der Netzhautgefäße. In allen drei Fällen, in denen mehr weniger reichliche Rindenreste zurückgeblieben waren, konnte durch eine prolongierte Dunkelkur das Skotom zum Schwinden gebracht werden; in einem der Fälle habe ich das zweite Auge intrakapsular extrahiert mit reizfreiem Verlauf und sofort guter Sehschärfe.

Ob die große Zahl der Zentralskotome, über welche BIRCH-HIRSCHFELD berichtet und die er als »Neuritis retrobulbaris« bezeichnet, gleichfalls mit der Resorption von Linsenresten zusammenhängt, kann mangels genauer Angaben natürlich nicht behauptet werden.

So ist es nicht verwunderlich, daß von allen Operateuren, welche intrakapsular extrahieren, die besondere Reizlosigkeit des postoperativen Verlaufes betont wird — sie ist in erster Linie durch das Fehlen der Linsenreste, wohl aber auch durch Geringfügigkeit des Traumas, das Fehlen aller Löffelmanöver mitbedingt —, und der rasche Eintritt sehr guter Sehschärfe.

Große Bedeutung hat auch die Zahl der Nachoperationen, die natürlich je nach dem Vorgehen des Operateurs in sehr verschiedener Frequenz notwendig sind; natürlich ist ihre Zahl auch davon abhängig, ob der Operateur immature Stare angeht oder die Maturität abwartet. Wenn BIRCH-HIRSCH-FELD (1931) die in seiner verbesserten Methode notwendige Zahl von 12,3%

---

[1] W. LIPPMANN: Über das Vorkommen von Zentralskotom bei Iridocyklitis. Klin. Mbl. f. Augenheilk. **67**, 63.

Diszissionen »eine geringe Anzahl« nennt, so ist das doch ein Beweis, daß im allgemeinen viel häufiger Diszissionen vorgenommen werden müssen, als in der Regel in den Statistiken sich erweist. BARKAN schätzt die Prozentzahl der wünschenswerten Diszissionen an MELLERs Extraktionen (aus der Kapsel) auf 24%. Allerdings hatten wir bei unserer Art der extrakapsularen Extraktion, wo wir auf besonders sorgfältige Entfernung aller Linsenreste durch Löffelmanöver achteten, nur rund 5% Diszissionen oder Punktionen der Vorderkammer (zur Entfernung von Rindenresten) notwendig gehabt.

Als ein Argument gegen die i. E., das, wenn es zutreffen würde, zweifellos größte Bedeutung hätte, wird von vielen Autoren die große Zahl der Glaskörpervorfälle und der Irisprolapse nach der Operation, wenn mit Erhaltung der runden Pupille operiert wurde, angegeben. Es ist dies keinesfalls zutreffend. Wir haben unter 1522 intracaps. Extraktionen 3,48% Glaskörpervorfall (und zwar von allen, auch den jüngeren Operateuren an der Klinik zusammengenommen, ich selbst 2,65%). Überdies möchte ich anführen, daß mehrere meiner Schüler in kleiner Praxis unter vielfach unzureichender Assistenz durchaus über keine hohe Zahl von Glaskörpervorfall berichten, so Primarius Dr. H. H. ELSCHNIG in Znaim unter 92 Augen zweimal Glaskörpervorfall, Primarius Dr. ERBEN, Reichenberg, unter 92 Augen sechsmal Glaskörper, Dr. R. STANKA, Karlsbad, unter 119 Augen dreimal Glaskörper. Damit fällt auch das Argument weg; daß die i. E. nur an Kliniken unter guter Assistenz ausführbar wäre. Wie sehr man auch vom Material abhängig zu sein scheint, ergibt sich daraus, daß ich in den drei letzten Monaten (bis 15. XII. 1931) unter 115 i. E. keinen Glaskörpervorfall hatte.

Vergleicht man bezüglich der Zahl der Glaskörpervorfälle die Berichte geübter Operateure, so ist ihre Zahl bei Extraktionen aus der Kapsel eher größer. BIRCH-HIRSCHFELD z. B. (1931) hatte mit dem gewöhnlichen älteren Verfahren 7% Glaskörpervorfälle, mit dem Verfahren der Bindehautdeckung mit Brückenlappen nach KUNNT immer noch 3,5%. MELLER (1931) hatte bei 174 einfachen Extraktionen aus der Kapsel 1,34% Glaskörper, wobei allerdings drei myopische Augen mit Glaskörperprolaps zu den komplizierten Staren gerechnet wurden, also eigentlich 2,64%.

Die Zahl der postoperativen Irisprolapse ist bei Erhaltung der runden Pupille durchaus nicht groß. Wir hatten unter den letzten 1522 Extraktionen aller klinischen Operateure 2,7% Irisprolapse, von denen die meisten reponiert werden konnten. Die Frequenz hängt natürlich sehr viel von dem Verhalten der Kranken ab, hat doch H. SMITH es ausgesprochen, daß man alle Komplikationen ausschalten könnte, wenn es möglich wäre, für Tage den Liddruck völlig auszuschalten.

Allerdings ist in einer kleinen Zahl die Pupille durch Verschmälerung der Iris im Wundbereiche später exzentrisch, worauf ich oben schon hingewiesen habe, ein Fehler, der nur in kosmetischer Hinsicht in Betracht kommt. Übrigens wird auch dies bei größerer Freigiebigkeit mit der Iridektomie vermeidbar sein.

Zum Vergleich führe ich noch die Zahl der Irisprolapse bei einfacher Starextraktion aus der Kapsel durch andere Operateure an, wie sie mein Schüler STANKA (1921) zusammengsetellt hatte. Daraus ergibt sich, daß nach Wiedereinführung der Basalexcision nach TAYLOR v. HESS (1909) 0,66%, DIMMER (1910) 2%, AXENFELD (nach CLAUS 1912) über 3% Irisprolapse hatten, bei unserem unzuverlässigen Material nach einfacher extrakapsularer Extraktion 1,4% Irisprolapse vorkamen, trotz weit überwiegender Zahl der Extraktionen mit runder Pupille (fast 3 : 1).

II. Indikationen zur intrakapsularen Extraktion.

Die i. E. eignet sich nicht für kongenitale Stare jugendlicher Individuen, überhaupt ganz weiche kernlose Linsen, sondern in erster Linie zur Extraktion des Altersstares, wenn sie auch für andere Starformen älterer Individuen indiziert ist, wie im folgenden noch genauer ausgeführt wird.

Die Frage, von welcher Altersstufe an überhaupt die i. E. versucht werden solle, deckt sich mit der Frage: Lanzenextraktion oder Lappenextraktion.

Lanzenextraktion ist wohl bis zum etwa 30. Lebensjahr indiziert, bei wasserreichen Linsen, die also keinen oder nur einen kleinen und nicht harten Kern besitzen. Jenseits des 30. Lebensjahres pflegen wir immer mit Lappenwunde zu operieren, sofern die Linsenkapsel intakt ist (d. h. nicht traumatische Katarakt besteht) und die Linse nicht halbflüssig scheint. Dann soll auch immer die i. E. versucht werden, wenn auch wasserreiche Linsen vor dem 40. Lebenjahr etwa sich nur in einem relativ kleinen Prozentsatz mit der Pinzette fassen lassen. Je älter das Individuum, desto größer ist unter sonst gleichen Umständen (gleiche Starform) die Sicherheit intrakapsular extrahieren zu können. So gelingt die Extraktion der Linse in toto auch z. B. bei Schichtstar älterer Individuen, also bei klarer Rinde; daher soll sie schon etwa jenseits des 25. Lebensjahres versucht werden; ebenso versucht kann sie werden, wie später erwähnt wird, auch bei ganz klaren Linsen, die zum Zwecke der Beseitigung hoher Myopie entfernt werden sollen, aber nur bei Individuen jenseits etwa des 25. Lebensjahres.

1. Einfache Stare. Am besten eignen sich die immaturen nuclearen und corticalen Stare, in denen die intr. Extr. fast immer leicht gelingt und in denen sie der extrakapsularen Extraktion ganz besonders überlegen ist, da bei letzterer ja immer Linsenreste zurückbleiben.

Jedenfalls dürfte die i. E. bei senilen Kernstaren der Iridektomie, die auch noch MELLER 1931 in seiner Operationslehre für solche Fälle empfiehlt, vorzuziehen sein. Niemand kann die Lebensdauer eines Greises sicher voraussagen, und die sicher erfolgende weitere Zunahme der Linsentrübung wird später ja doch die Extraktion unter viel ungünstigeren Verhältnissen notwendig machen. Und in der Regel sind ja auch diese Starformen mit einer oft enormen Zunahme der Brechkraft der Linse, also mit zunehmender Myopie verbunden.

Für mature Stare, besonders sehr alter Individuen, in denen sich die Linse immer leicht in toto entbinden läßt, ist die i. E. kaum der extrakapsularen wesentlich überlegen. Allerdings sind diese sogenannten »vollständig maturen« Stare recht selten; auch wenn die Linse auf den ersten Blick vollständig getrübt scheint, sieht man doch oft einzelne Linsenpartien ungetrübt erhalten.

Wenn man aber bedenkt, wie oft mehrere Jahre gerade nach tadelloser extrakapsularer Extraktion, also bei ausgedehnt defekter vorderer Linsenkapsel, sich der Tröpfchennachstar einstellt, der dann in spätem Alter noch die Diszission erheischt, so ist es doch angezeigt, auch mature Stare intrakapsular zu extrahieren.

Auch für hypermature Stare gilt dasselbe; sie lösen sich noch leichter vom Glaskörper ab als die genannte Starform, aber der Glaskörper ist wohl häufiger, wenn der überreife Star schon schlottert oder subluxiert ist, verflüssigt. An jenen hypermaturen Staren, in denen die vordere Rinde zum großen Teil resorbiert ist und der große meist bräunliche Kern fast nackt der Vorderkapsel anliegt, ist die letztere gewöhnlich leicht zu fassen, der Kern ist aber sehr groß, so daß nur bei gut beweglicher Iris das Unterlassen der Iridektomie angezeigt ist. Dasselbe gilt von der Cataracta brunescens, bei der ja gewöhnlich die Linse sehr groß ist, weniger für die seltenen Fälle von Cataracta nigra, die anscheinend normales oder sogar reduziertes Volumen besitzt.

Nicht geeignet bzw. nur in einem kleinen Prozentsatz ausführbar ist die i. E. bei tumescenten Staren. Es ist dies das einzige Stadium, in dem man die Extraktion wenigstens um einige Wochen hinausschieben soll, bis die Vorderkammer wieder annähernd normal oder wenigstens tiefer geworden. Im Beginn der Intumescenz läßt sich fast nie die Kapsel fassen, dagegen leicht beim Abschwellen der Linse und Übergang zur sogenannten Maturität. Ist Kolobom angelegt, so braucht man nicht auf die i. E. zu verzichten, sondern versucht nach PAGENSTECHER-SMITH die Linse in der Kapsel zu entbinden. Auch kann man, wenn die Linse sich schwer entbinden läßt, die in der Wunde eingestellte Linse mit der stumpfen Pinzette zu fassen und die Entbindung zu erleichtern versuchen; doch gelingt dies nur in einem kleinen Prozentsatz der Fälle und wird es wohl meist vorzuziehen sein, besonders bei nicht exakter Assistenz, wenn die stumpfe Pinzette abgleitet, ein Stück Linsenkapsel mit der scharfen Kapselpinzette zu holen und die Extraktion aus der Kapsel zu vollenden.

Nicht geeignet für die i. E. ist die Cataracta Morgagni, bei der gewöhnlich die Kapsel unter so starker Spannung steht, die Linse also doch aufgequollen ist, daß sich die Kapsel nicht fassen läßt. Hier halte ich die einfache Expression nach SMITH oder, falls iridektomiert werden mußte, nach PAGENSTECHER, wie oben geschildert, für angezeigt.

Unter den Starformen, welche nur in einem kleinen Prozentsatz in der Kapsel extrahiert werden können, befinden sich auch die meisten Fälle von tetanischer Katarakt, sowie ihnen ähnlich verlaufende supranucleare Formen, in denen die Linse gewöhnlich gleichmäßig härtlich oder hart-konsistent, aber zu einer oft ganz dünnen Platte zusammengeschrumpft ist. Hier ist in der Regel die Kapsel zart, die Linse hart, so daß sie nicht gut durch die runde Pupille durchschlüpft; durch den notwendigen zu starken Zug reißt dann die Kapsel häufiger ein. Doch haben wir auch bei einem 23jährigen Tetaniefall intrakapsular extrahieren können.

Die Entscheidung, ob durch die runde Pupille oder mit Iridektomie kombiniert extrahiert werden soll, ist schon bei der Voruntersuchung zu treffen. Bei normalen, nur senilen Individuen ist nur dann Iridektomie wünschenswert oder notwendig — normale Verhältnisse des Auges vorausgesetzt —, wenn die Pupille auf Homatropin sich nicht mindestens auf 6 mm erweitern läßt. Nur bei jugendlichen Individuen mit großer Cornea und voraussichtlich nicht zu großer Linse kann auch unter diesen Grad der Pupillenweite heruntergegangen werden. Schmiegsame Linsen sind auch durch relativ enge Pupillen gut zu extrahieren, harte Linsen, auch wenn sie nicht übergroß sind, erfordern eine große Pupillenweite und gute Beschaffenheit der Iris.

Auch das Alter allein ist maßgebend. Für Individuen etwa jenseits des 75. Lebensjahres hat es keine große Bedeutung, ob sie nach der Extraktion ein Iriskolobom besitzen oder runde Pupillen. Hier ist auch meist die Iris rigid, daher in jedem Falle die Iridektomie angezeigt, auch unter Berücksichtigung des Umstandes, daß man sehr alte Leute nicht einer Nachoperation aussetzen soll, falls eine solche durch Irisprolaps notwendig werden sollte; denn gerade so alte Individuen sind oft schwer ruhig zu halten und sind häufig beim Verbandwechsel sehr unbotmäßig. Es gibt kaum eine allgemeine somatische Anomalie, welche die i. E. ausschließt. Wie bei alten Leuten nach dem Vorstehenden mit Kolobom operiert werden soll, so ist dies auch bei stark hustenden, emphysematischen, kurz Individuen, von denen ein ganz unruhiges Verhalten in den Tagen der Wundheilung zu gewärtigen ist, anzuraten.

Gegenanzeigen der i. E. Besondere Zustände des Auges selbst. Es wird von vielen Operateuren, auch z. B. von A. KNAPP Exophthalmus, höhere Myopie als Gegenanzeige der i. E. angegeben. Ich kann diesen Standpunkt nicht teilen. Exophthalmus ist ebensowenig eine Gegenanzeige wie höhere Myopie. Gerade bei letzterer ist die i. E. von großer Bedeutung. Während in meiner Statistik der Extraktionen von Katarakt hochmyopischer Augen (siehe SPITZER 1924) unter den 173 aus der Kapsel einfach extrahierten myopischen Augen 6,3% Glaskörpervorfall, unter 49 solchen mit Iridektomie extrahierten Augen 12,3% Glaskörpervorfall war, hatten wir unter 52 hochmyopischen intrakapsular extrahierten Augen (46 einfach, 6 kombiniert) nur zweimal Glaskörpervorfall, das sind 3,84%. Dagegen fallen gerade in diesen myopischen Augen die Schädigungen durch rückbleibende Linsenreste bei der extrakapsularen sehr schwer ins Gewicht. Keinesfalls ist auch die Zahl der postoperativen Irisprolapse in myopischen Augen größer als in nichtmyopischen. In der genannten Statistik SPITZERS kamen 2,5%, in den 46 einfach intrakapsular extrahierten 2,1% Irisvorfälle vor. Gerade bei myopischen Augen ist auch die Erhaltung der runden Pupille während der Extraktion ein Vorteil, zweifellos hält die intakte Iris bzw. nur mit kleiner Incision versehene Iris bei der Entbindung der Linse den Glaskörper zurück. Und gerade in myopischen Augen sind die Gefahren der Diszission bezüglich der Glaskörperschädigung und konsekutiver Amotio retinae besonders groß. Deshalb suchen wir auch bei Individuen jenseits des 25. Lebensjahres, die zum Zwecke der Myopieheilung der Extraktion unterzogen werden, diese mit Lappenschnitt intrakapsular, also ohne Voroperation vorzunehmen.

Die große Bedeutung der i. E. bei hochgradiger Myopie gegenüber dem älteren Verfahren ist auch dadurch gegeben, daß man sich sehr frühzeitig, also bei ganz immaturen Staren leicht zur Extraktion entschließen kann. Sowohl bei Exophthalmus als bei der durch höhere Myopie gegebenen beträchtlichen Prominenz der Bulbi ist es rätlich, die besonders von AXENFELD so warm empfohlene Kanthotomie am Beginn der Operation auszuführen.

Wir gehen da so vor, daß nach Injektion einiger Tropfen Cocain- oder Novocainlösung in die äußere Commissur mit der geraden Schere die horizontale Kanthotomie in etwa 8—10 mm Breite ausgeführt wird, dann nacheinander jedes Lid an seiner äußeren Extremität mit der Pinzette gefaßt und die Reste des äußeren Lidbandes bzw. der Fascia tarsoorbitalis noch durch einen kleinen Schnitt entlang dem äußeren Orbitalrand nach oben bzw. nach unten eingeschnitten werden, so daß das Lid vollständig frei mit der Pinzette bewegt werden kann. Nach kurzer Tamponade mit Adrenalintupfern werden ein oder zwei Nähte vorgelegt, die nach Schluß der Operation geknüpft werden.

Bei allen höhergradig prominenten Bulbi, besonders bei höherer Myopie, soll an Stelle der vorgelegten Bindehautnaht schon vor dem Starschnitt die Liégardnaht angelegt werden (s. S. 56). Überdies wird nach Vollendung der Extraktion zu beiden Seiten der vorgelegten Naht die Bindehautwunde durch je eine Sutur geschlossen.

2. Myopieoperationen. Wie schon erwähnt, suchen wir bei hoher Myopie die durchsichtige Linse ohne Voroperation in der Kapsel zu extrahieren. Natürlich geschieht dies unter Einhaltung aller unserer Vorsichtsmaßnahmen, einschließlich Kanthotomie. Wie schon bei Besprechung der i. E. hochmyopischer Augen betont, sind einerseits die Gefahren des Glaskörpervorfalles hierbei nicht größer als bei dem alten Verfahren, andererseits reagieren diese Augen besonders heftig auf das Quellen der diszindierten Linse und das Rückbleiben von Linsenresten nach der Extraktion.

Wir haben bisher an 17 Augen die durchsichtige Linse intrakapsular zu extrahieren versucht, es gelang in 10 Fällen, deren jüngster 28 Jahre alt war. In etwa der Hälfte der Fälle leistet die Linsenkapsel nicht genügend Widerstand, sie platzt also; der jüngste derartige Fall war 22 Jahre.

Auch MANES (1931), der bei 9 Fällen hochgradiger Myopie die i. E. der klaren Linse vorgenommen hat, und zwar in der von mir eingeführten Art, hält diese bei Myopie für das beste Vorgehen. Sechsmal erfolgte die Extraktion in der unverletzten Kapsel, dreimal riß die Kapsel ein, kein Glaskörpervorfall. Leider ist das Alter der Patienten im Referat nicht angegeben.

Es ist also weder hohe Myopie noch Exophthalmus Kontraindikation zur i. E., ebensowenig höhergradiger Strabismus. Wohl aber ist sie in der Regel nicht ausführbar bei Nystagmus congenitus; denn wenn auch, wenn nötig durch drei Zügelnähte (Rectus superior, medialis und lateralis), eine relative Ruhigstellung des Auges erreicht wird, die zur klaglosen Vornahme des Lappenschnittes und der Iridektomie genügt, so reißt die mit der Pinzette gefaßte Kapsel doch allzuoft durch die doch noch erfolgenden zuckenden Augenbewegungen des Kranken ein. Tremor senilis des Kopfes oder Parkinson ist aber wohl durch Fixation des Kopfes genügend zu beherrschen.

3. Sonstige Anomalien des Auges geben keine Ursache, die i. E. abzulehnen. So habe ich eine i. E. an zwei Augen mit Keratoconus (ebenso RUBERT 1931 an einem Auge) ohne irgendwelche Komplikation vorgenommen, und oben wurde schon angeführt, daß an Augen mit Residuen nach vorangegangener Keratitis (parenchymatosa oder eczematosa) hiernach viel weniger Reaktion der Cornea zu erwarten ist als bei Rückbleiben von Linsenresten. Auch in einem Falle, 29jähriges Mädchen, in dem ich 1 bzw. $^{1}/_{2}$ Jahr zuvor wegen Narben nach Keratitis parenchymatosa Keratoplastik an jedem Auge mit durchsichtiger Einheilung des Implantates vorgenommen hatte, habe ich wegen vorbestehender hochgradiger Myopie die Linse mit Lappenschnitt in der Kapsel zu extrahieren gesucht; die Zonula war aber so resistent, daß nach Platzen der Kapsel und Entbindung der Linse ein großes Kapselstück, obwohl mehrmals mit der Pinzette gefaßt, nicht vom Ciliarkörper losgerissen werden konnte. Das implantierte Scheibchen der Cornea blieb klar.

Auch kann ohne weiteres die i. E. bei angeborenem Iriskolobom nach unten ausgeführt werden, wobei natürlich dann die Linse in der oberen Zirkumferenz gefaßt wird. Wegen der großen Vulnerabilität dieser Augen und ihrer Empfindlichkeit gegen Starreste ist sie hier besonders wertvoll.

Ein einziges Mal habe ich bei Dystrophie der Cornea nach einem Lappenschnitt mit brückenförmigen Bindehautlappen die Extraktion intrakapsular vorgenommen. Sie ist natürlich wegen des geringen Klaffungsvermögens der Wunde viel schwieriger und wohl nur mit Iridektomie rätlich.

4. Komplizierte Stare. Hier feiert die i. E. geradezu Triumphe. Bei allen zyklitischen Staren ist sie nicht nur meist besonders leicht und fast in 100% ausführbar, sondern gerade hier, wo Starreste so häufig zu Nachschüben der Iridocyclitis und Pupillarverschluß führen, ist der absolut reizlose Verlauf post operationem geradezu überraschend. Sind nur spärliche hintere Synechien vorhanden, so kann sogar mit Erhaltung der runden Pupille operiert werden, sofern die Iritis schon sehr lange abgelaufen war, besonders wenn es sich um luetische Iritis gehandelt hatte. Bei Anwesenheit zahlreicher Synechien und wenn die Ursache der Iritis nicht restlos beseitigt werden konnte (wie z. B. nach Lues), soll präparatorisch iridektomiert und je nach der nachfolgenden Reizung 4—6 Wochen später erst extrahiert werden. Natürlich müssen, wie oben geschildert, ausgedehnte Verwachsungen der Iris mit der Linsenkapsel nach dem Starschnitt gelöst werden, sofern nicht schon unmittelbar nach dem Starschnitt Glaskörper abgeflossen. In letzterem Falle muß die Linse sofort mit Jägerlöffel (bei relativ weicher Linse Jugendlicher) oder mit der Weberschlinge (harte Linse) geholt werden.

Wenn nach dem Schnitt kein Glaskörper vorgetreten, versuche man zuerst mit der stumpfen Pinzette die Linse zu fassen und nach dem gewöhnlichen Verfahren intrakapsular zu extrahieren. Bei gequollenen Linsen ist es vorzuziehen, den Jägerlöffel an der scleralen Wundlefze anzulegen und nach PAGENSTECHER-SMITH die Linse zu entbinden; gelingt es nicht leicht, ist sofort der Jägerlöffel hinter die Linse einzuführen und auf ihm die Linse durch weiteren Druck mit dem Schielhaken auf die Cornea zu entbinden.

Nicht ausführbar ist die i. E. bei jenen zyklitischen Staren, bei denen die Iris flächenhaft mit der Linse verwachsen ist, was gewöhnlich, wenn nicht durch die vorausgehende Untersuchung bei der Iridektomie erkannt wird; das Pigmentblatt bleibt an der Linsenkapsel haften. Es wird daher die Iris mit der Linsenkapsel zusammen mit der scharfen Kapselpinzette gefaßt und mit der Weckerschere exzidiert. Daß man hierbei die Weckerschere in das Auge, ein Arm vor, einen hinter die Iris (also in die Linse eindringend) einführen soll, um ein breites Kolobom zu erhalten, ist in der Operationslehre S. 1236 geschildert.

Leicht ausführbar ist die i. E. bei jenen Formen hinterer Rindentrübung, bei im übrigen klarer Linse, wie sie insbesondere bei Retinitis pigmentosa, seltener bei ausgedehnter Chorioiditis vorkommen. Wenn in ersteren Fällen auch die Ausdehnung des kleinen zentralen Gesichtsfeldes nicht geändert wird, so ist doch die Wiedererlangung der vollen Lesefähigkeit gerade für diese schwer betroffenen Individuen von ganz besonderem Wert. In der Indikationsstellung zur Staroperation ist selbstverständlich genau zu erwägen, welcher Anteil der Sehstörung der hinteren Rindentrübung und welcher eventuell doch auch der Erkrankung der zentralen Netzhautpartien bzw. des Glaskörpers zukommt. Jedenfalls ist die Komplikation von seiten der Netzhaut-Aderhaut keinerlei Gegengrund für die Extraktion überhaupt und insbesondere für die einen so reizlosen Verlauf gewährleistende i. E.

Ungefähr dasselbe gilt für die Fälle von Heterochromiekatarakt, in denen der Verlauf der Operation und der postoperative Verlauf in den von mir beobachteten Fällen keinerlei Abnormitäten aufgewiesen hat und in denen auch in längerer und jahrelanger Beobachtung das Sehvermögen sich intakt gehalten hatte. Da es sich um relativ jugendliche Individuen handelt, ist es begreiflich, daß nur in etwa der Hälfte der Fälle die Extraktion in unverletzter Kapsel gelingt.

In allen den letztgenannten Fällen ist auch die Extraktion durch die runde Pupille anzuraten, wenn nicht besondere Gegengründe von seiten des Körpers oder des Auges (z. B. abgelaufene Iridocyclitis) vorliegen.

Extraktion bei Subluxation der Linse. Der Extraktionsschnitt soll, wenn der Linsenrand schon irgendwo sichtbar ist, in dessen Bereich

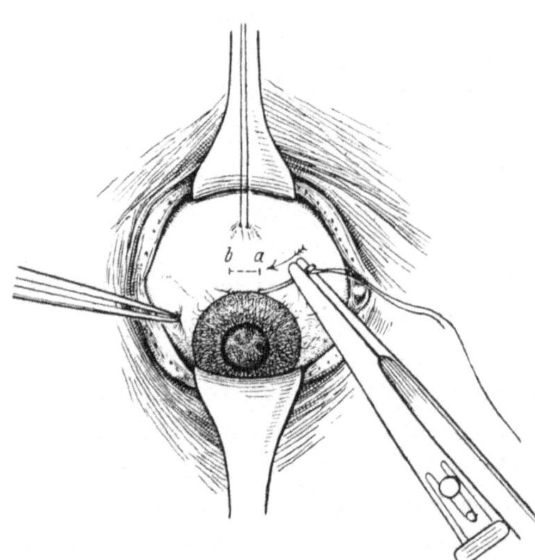

Abb. 25. Anlegung der Liégardnaht.

angelegt werden, dem Alter des Patienten entsprechend groß. Hier ist die Liégardnaht ganz besonders wertvoll.

Anlegung der Liégardnaht. Der Bulbus wird durch die Zügelnaht leicht gesenkt gehalten, dann die feinste Hornhautnadel eines doppeltarmierten Fadens unmittelbar im Bereiche des Randschlingennetzes entsprechend dem Scheitel des anzulegenden Lappenschnittes limbusparallel in etwa $1\frac{1}{2}$—2 mm Breite durch die oberflächlichen Hornhautlagen durchgelegt, der Faden ganz durchgeführt (Abb. 25);

dann wird etwa 4 mm oberhalb die zweite Nadel parallel in etwas größerer Ausdehnung durch die Bindehaut-Episclera bzw. oberflächlichen Scleralagen limbusparallel durchgeführt, die Fadenenden vorläufig geschürzt, schlingenförmig ausgezogen. Zum Durchführen der Nadel ist es gewöhnlich notwendig, am gegenüberliegenden Quadranten oder gegenüberliegenden Rectus (am linken Auge also
medial, am rechten Auge lateral) den Bul-
bus leicht zu fixieren (Abb. 26). Bei der
Anlegung des Lappenschnittes zwischen den
Haftstellen ist selbstverständlich genau zu
achten, daß der Faden nicht durchgeschnit-
ten wird.

Das weitere Vorgehen hängt davon
ab, ob Glaskörper sofort nach dem
Schnitt vortritt oder nicht. Wenn ja,
wird sofort mit der Schlinge eingegangen
und die Linse in der Kapsel geholt. Ist
der Glaskörper flüssig, so kann die runde
Pupille erhalten, bei konsistentem Glaskörper muß iridektomiert werden. Erfolgt nach dem Schnitt kein Glaskörpervorfall, so ist, besonders wenn der Schnitt

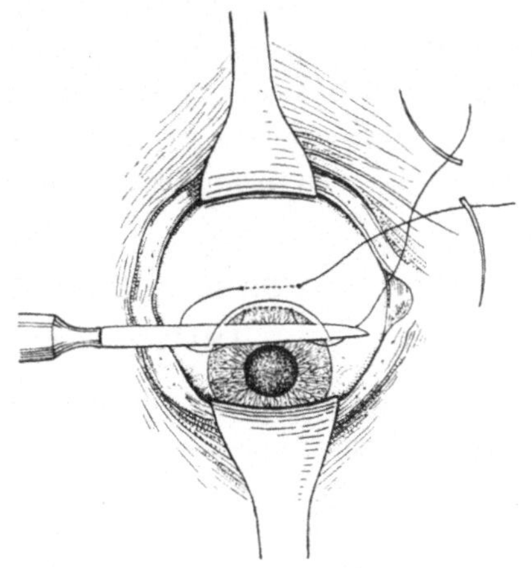

Abb. 26. Starschnitt nach Vorlegung
der Liégardnaht.

nach oben gelegt wurde, jedenfalls Iridektomie anzuraten. Erweist sich die
Linse dann genügend fixiert, so kann die i. E. mit der Pinzette versucht
werden. Ist die Linse verschoben, wird am besten mit dem Jägerlöffel bei
jugendlichen, mit der Weberschlinge bei älteren Personen hinter die Linse
eingegangen und die Linse, wenn nötig durch leichten Gegendruck mit dem
Löffel oder Schielhaken am gegenüberliegenden Hornhautrande — also ähnlich PAGENSTECHER — entbunden. Bei Glaskörpervorfall wird zu beiden
Seiten der Liégardnaht je eine Bindehautnaht nachgelegt.

Starextraktion im Glaukomauge. Bei allen Glaukomen in Ver-
bindung mit Star ist natürlich zuerst eine Glaukomoperation auszuführen,
ausgenommen jene Fälle, in denen quellende Katarakt die Ursache der
Drucksteigerung ist. Hier ziehe ich die Extraktion ohne vorausgehende
Iridektomie vor, aber mit ihr kombiniert. Leider handelt es sich da ja immer
um tumescente Katarakt, deren Kapsel sich gewöhnlich nicht fassen läßt.
Auch ist in diesen Fällen nicht zur Extraktion nach PAGENSTECHER oder
SMITH zu raten, da diese Augen, wie mir frühere Beobachtungen gezeigt
haben, besonders zu Glaskörpervorfall neigen; derselbe trat meist schon
beim ersten Versuch der Expression ein und muß die Linse dann mit dem
Löffel geholt werden.

In den häufigen Fällen, wo nach Glaukomoperation noch mäßige Drucksteigerung ohne Kompensationsstörungen, nur Linsentrübung besteht, ist

jedenfalls die i. E. anzuraten, um so mehr, als es sich in diesen Fällen, wenn die Katarakt nicht traumatischen Ursprungs ist, gewöhnlich um nucleare Formen handelt. Ist z. B. nach Cyclodialyse die runde Pupille erhalten, so kann, wenn das Auge schon normal oder subnormal gespannt ist, auch ohne Iridektomie — bei jugendlichen Kranken — die Extraktion vorgenommen werden. Wie überhaupt bei komplizierten Staren, ist auch in ehemals oder noch glaukomatösen Augen die extrakapsulare Extraktion so häufig von Iridocyclitis gefolgt, die ihrerseits wieder zu Drucksteigerung Anlaß geben kann, also von Komplikationen, welche bei der i. E. wegfallen.

H. Anatomische und klinische Beobachtungen zur intrakapsularen Extraktion.

1. Anatomische und klinische Befunde. Bei der Untersuchung einer größeren Zahl unserer intrakapsular, und zwar nach BARRAQUER extrahierten Linsen hat sich gezeigt, daß in der Regel an der Kapsel keine Zonulafasern haften. Nur selten ist eine oder die andere Faser im Äquatorbereich nachweisbar. Dagegen haftet in einer größeren Zahl von Linsen an der hinteren Kapsel ein Flöckchen Glaskörper (vielleicht entsprechend dem Ansatze der Art. hyaloidea?). Daß dies öfters vorkommen dürfte, beweist wohl der Zustand der Glaskörpergrenzhaut nach i. E. In der Mehrzahl der Fälle liegt, entweder leicht über den Pupillarrand vorragend oder hinter der Pupillarebene die bei kleinsten Augenbewegungen leicht flottierende intakte Glaskörpergrenzhaut, häufig mit feinsten Pigmentnädelchen besetzt; in den übrigen Fällen ist aber die Glaskörpergrenzhaut nicht intakt, sondern sie fehlt entweder vollständig und es liegt feinstflockiger Glaskörper im Pupillarbereich, oder es erheben sich aus einer Lücke der im übrigen intakten Glaskörpergrenzhaut einzelne kleine Flocken in der Pupille bzw. Vorderkammer. Auch in Augen, welche bei der Operation keinen Glaskörpervorfall hatten, auch die Vorderkammer am Schluß der Operation nicht tief wurde, kann die Glaskörpergrenzhaut mehr oder weniger destruiert sein.

Der Glaskörper, dessen Beschaffenheit ja wegen des Fehlens aller Kapselreste besonders genau zu beurteilen ist, zeigt bei Spaltlampenuntersuchung in der Regel keine Veränderungen, die über die senilen bzw. myopischen nicht extrahierter Augen hinausgehen. Ebensowenig besteht ein Unterschied gegenüber den Befunden nach extrakapsularer Extraktion. Es ist auffallend, wie häufig nach letzterer, besonders wenn bei Eröffnung der Kapsel mit der Kapselpinzette ein großes Kapselstück gewonnen worden war, die hintere Kapsel defekt und auch die Glaskörpergrenzhaut eingerissen ist, und Glaskörperfäden in die Pupille prominieren.

Unsere Nachuntersuchungen haben ergeben, daß an diesem Verhalten später eine Änderung nicht mehr eintritt, der Glaskörper also unverändert bleibt, auch wenn er frei in der Vorderkammer liegt. Es verhält sich also der Glaskörper hier genau ebenso wie in jenen Fällen, in denen er in jugendlichem oder hohen Alter durch Diszission in seinem vorderen Anteil zerstört und direkt dem Einfluß des Kammerwassers ausgesetzt wurde.

Von besonderem Wert sind hier die Nachuntersuchungen von A. Knapp, die er an den von ihm extrahierten Augen ausführen konnte. Er konnte von 200 aufeinanderfolgenden von 1910—1919 mit Iridektomie in der Kapsel extrahierten Fällen 85, also viele Jahre später genau untersuchen und sich davon überzeugen, daß die Augen in einer tadellosen Verfassung waren; gewöhnlich erwies sich bei Untersuchung mit der Spaltlampe die Glaskörpergrenzhaut im Pupillarbereich intakt oder mit feinsten braunen Pünktchen besetzt, öfters aber wies sie kleine Lücken auf, durch welche der Glaskörper in Flocken in die Vorderkammer vortrat, und zwar alles auch in Fällen, in denen kein Glaskörpervorfall bei der Operation stattgefunden hatte. Der Glaskörper selbst erwies sich durchaus normal, jedenfalls klarer als in den aus der Kapsel extrahierten Fällen. Nur ein Glaukom 6 Jahre nach erfolgreicher Extraktion, sicher unabhängig von der Art der Extraktion. Keine Netzhautablösung. In der letzten Statistik über 100 Fälle 3 Amotiones (siehe S. 32).

Allen diesen Erfahrungen gegenüber sind die Einwände Addarios (1926), welcher die Erhaltung des zonulokapsulären Diaphragmas bei der Starextraktion für unerläßlich erklärt, nicht stichhaltig.

Cowan (1931) fand bei Spaltlampenuntersuchung unmittelbar nach i. E. eine die Oberfläche des Glaskörpers bedeckende Membran (zweifellos die Glaskörpergrenzhaut), die in den ersten Tagen im Pupillarbereich lag und sich später retrahierte. Cowan behauptet, daß dies eine neugebildete Membran sei, zwischen der und dem Glaskörper später ein optisch leerer Raum bestehe. Daß es sich doch um Glaskörpergrenzhaut handelt, beweist seine weitere Angabe, daß mitunter Glaskörperfäden vor dieser Membran zu sehen seien — also offenbar der so häufige Einriß der Glaskörpergrenzhaut.

Über die anatomischen Veränderungen des Bulbus nach i. E. liegen nur wenige Untersuchungen vor. Ich habe 1924 (siehe Heidelberger Bericht) mit meinem Assistenten Dr. Kubik Leichenaugen, die in der Kapsel, und zwar nach dem Verfahren von Stanculeanu und nach Barraquer mit runder Pupille extrahiert worden waren, anatomisch untersucht. Die Barraqueraugen zeigten keine über die kadaverösen Veränderungen hinausgehenden Anomalien; die Zonulafasern und der Glaskörper waren bis zu den vordersten Ciliarfortsätzen in situ. In den Augen, die nach Stanculeanu-Török extrahiert worden waren — aber damals noch nicht mit Stürzen der Linse, sondern rechtläufig—, zeigten beträchtlich stärkere Schädigungen des Epithels des Ciliarkörpers, und die Zonulafasern bis nahe der Ora abgerissen.

Wertvoller sind die Untersuchungen von VERHOEFF (1931), welcher an zwei wegen Sarkom der Chorioidea enucleierten Augen sofort nach der Enucleation die Linse in der Kapsel extrahiert hat. Er fand bei der histologischen Untersuchung die Augen im allgemeinen vollständig intakt. Es stimmt dies ja mit den diascleralen Durchleuchtungsversuchen unserer nach dem jetzigen Verfahren intrakapsular extrahierten Augen völlig überein.

FAMINSKY (1912) hat bei Versuchstieren künstlichen Naphthalinstar nach dem SMITHSCHEN, GRADENIGOSCHEN und PAGENSTECHERSCHEN Verfahren extrahiert und die Bulbi anatomisch untersucht. Die geringsten Veränderungen bestanden nach der letztgenannten Extraktionsart, indem dort nur Schädigungen der hinteren Linsenkapsel nachweisbar waren, die schwersten beim Smithverfahren, während bei der Expression mit instrumenteller Lösung der Zonula nur an den Ciliarfortsätzen Veränderungen gefunden wurden.

v. RÖTTH u. KLEIN (1930) haben festgestellt, daß die dickste Partie der Linsenkapsel 3 mm vom vorderen Pol entfernt sei, und führen gleichzeitig an, daß für das Gelingen der i. E. wohl die Kapseldicke eine Rolle spiele, wichtiger aber die Spannung und Elastizität der Kapsel sei. An der Richtigkeit dieser Angaben kann natürlich kein Zweifel sein.

Über die Elastizität und Festigkeit der Zonula hat zuerst BARRAQUER (1920) eingehende Untersuchungen angestellt, viel später RUSSEL SMITH (1927), CADILHAC (1930), CASTROVIEJO (1930).

Wie ich schon oben S. 24 angeführt, ist in den seltensten Fällen und nur in auch sonst pathologischen Augen die Zonula so verdickt oder starr, daß sie der i. E. einen größeren Widerstand entgegensetzt. In diesen Fällen fließt schon häufig nach dem Lappenschnitt flüssiger Glaskörper ab und ist dann ein beträchtlicher Widerstand zu überwinden, wenn man den Löffel oder die Schlinge durch die Zonula hinter die Linse einführt, um sie zu holen. Viel größeren Widerstand als die Zonula leistet meines Erachtens die besonders in jugendlichem Alter vorkommende Verklebung der hinteren Kapsel mit der in solchen Augen ja noch kaum als Membran nachweisbaren Glaskörperoberfläche, wie schon oben S. 24 betont wurde.

2. Statistik. Vergleiche über die Erfolge der verschiedenen Arten der Starextraktion haben natürlich nur dann einen Wert, wenn sie von demselben Operateur ausgeführt werden. Ich habe 1925 einen solchen Vergleich über die letzten Arten der i. E. in folgender Tabelle zusammengestellt.

	Extrakapsular	SMITH	Stanculeanu [1]	Stanculeanu KNAPP-TÖRÖK [1]	Barraquer
Zahl der Fälle	1000	44	35	46	76
Glaskörpervorfall	1,9%	20%	11%	9%	10%
Irisprolaps	2,2%	10%	9,5%	6,5%	2,7%
Sekundärkatarakt	5,8%	—	—	—	—

[1] D. i. das Verfahren wie wir es zuerst versuchten: Die Linse in der Mitte oder der oberen Hälfte fassen und nicht gestürzt entbinden, wie es von TÖRÖK publiziert wurde; auch waren damals noch nicht die Sicherheitsmaßnahmen: Akinesie, retrobulbäre Injektion, Bindehautnaht angewendet worden.

Solche Vergleiche sind auch z. B. von Poyales (1928), der bei der Smithextraktion 10,8%, beim Barraquer 6,08% Glaskörpervorfall, expulsive Blutungen 2%, Irisprolaps 11,04% hatte. Die Extraktion in der Kapsel, welches Verfahren aber Kalt zugeschrieben wird, gelang in 62% mit 1,09% Glaskörpervorfall und 4% Irisprolapsen.

Ferner von Mills Lloyd (1930), der auf Grund einer Zusammenstellung den Barraquer für die beste Methode hält, da je nach der Geschicklichkeit des Operateurs bei der Entbindung nach Stanculeanu-Knapp-Török zwischen 2 und 18% Glaskörpervorfälle vorkommen.

Ros dagegen, der in Indien 350 Staroperationen ausführen sah, berichtet nach Smith etwa 6% Glaskörpervorfall, 1 expulsive Blutung, nach Barraquer 3% Glaskörpervorfall, nach Török 1%.

Wie Knapp (1931) angibt, hat das Töröksche Verfahren eine viel größere Zahl von Glaskörpervorfall und von Kapselrupturen ergeben, was wohl dadurch begründet ist, daß Török die Kapsel in der oberen Hälfte faßt und die Linse nicht gestürzt, sondern rechtläufig entbindet.

Es erübrigt sich wohl, auf die kleinen Statistiken näher einzugehen, die über unsere i. E., vielfach von Operateuren, die das Verfahren an unserer Klinik ausüben gesehen, veröffentlicht wurden. Ich erwähne nur die späteren Nachuntersuchungen von Knapp (1931), welcher in der ersten (1915) und zweiten Mitteilung (1921) fast 50% der Stare intrakapsular bei nicht ausgewählten Fällen extrahierte und 7—9% Glaskörpervorfall hatte; unter den letzten 100 Fällen, die nur nach sorgfältiger Auswahl intrakapsular extrahiert wurden, 93% Erfolge, 7% Glaskörpervorfall.

Die erste größere Statistik über unsere intrakapsularen Extraktionen hat Kubik 1929 noch unter dem Titel »Stanculeanu-Török« bis Oktober 1928 gegeben, beruhend auf 469 extrahierten nicht komplizierten Staren, von denen 398 ohne Iridektomie, 70 mit Iridektomie kombiniert extrahiert wurden. Zusammen erfolgte die Extraktion in der vollständig unverletzten Kapsel in 361 Fällen, d. i. 77% +. Kubik hat auch über die komplizierten Stare berichtet, während ich im folgenden nur die intrakapsularen Extraktionen bei nicht komplizierten Staren zusammenfasse.

In den 100 aufeinanderfolgenden i. E., die ich selbst ausgeführt und die Maestro (1928) mitbeobachtet und publiziert hat, gelang 81mal die Extraktion in der unverletzten Kapsel. Kein Glaskörperverlust, nur zweimal wurde die Kammer tief, ein Irisprolaps, der am 5. Tage reponiert wurde, neunmal Pupille nach oben verzogen. Bei der Entlassung betrug bei den i. E. die geringste Sehschärfe dreimal $6/36$ bei Myopia gravis.

Wir hatten seither den Versuch intrakapsular zu extrahieren noch weiter ausgedehnt, alle Stare, auch viele Linsen jugendlicher Individuen (z. B. Myopie) nach dieser Methode extrahiert, so daß gegenwärtig ein etwas geringerer Prozentsatz intrakapsular gelungener Fälle vorliegt.

In der kleinen Statistik, welche ich in der Z. Augenheilk. 1931 über meine eigenen seit Oktober 1928 bis Ende April 1931 an der Klinik ausgeführten 589 Fälle gegeben, waren 480 einfach, 118 mit Iridektomie kombiniert extrahierte Linsen; davon gelang 410mal, d. i. in 68,6% die Extraktion in unverletzter Kapsel. 17mal Glaskörpervorfall = 2,8%, 11 Irisprolapse = 2,2%, beides einschließlich jener Augen, in denen die Extraktion extrakapsular beendet wurde; überdies war in 10 Fällen = 2% die Pupille etwas exzentrisch, 3 Infektionen = 0,37%; 4 nicht infektiöse Iritiden = 0,38%.

Seit 1. I. 1926 bis Ende Juni 1931 wurden von insgesamt 1522 Augen von mir und den vier ältesten Assistenten zusammen 1221 einfach, 301 mit Iridektomie kombiniert extrahiert; davon gelang die Extraktion in der unverletzten Kapsel in 65%; 53mal d. i. 3,48% Glaskörpervorfall, 41mal d. i. 2,69% Irisprolapse; insgesamt 2 expulsive Blutungen; 5 Wundinfektionen, keine schwerere Iridocyclitis, abgesehen von den Fällen mit Verklebung der Iris mit Sekundärglaukom in der ersten Zeit des Verfahrens, die oben angeführt wurden, 15mal hintere Synechien bei leichter Iritis.

Die letzten von mir in der Zeit vom 1. X. 1928 bis 30. VI. 1931 intrakapsular ausgeführten Extraktionen:

	In unverletzter Kapsel	Glaskörpervorfall	Irisprolaps
675 Extraktionen { einfach 382 / kombiniert 85 }	= 69,2 %	18 = 2,65 %	15 = 3,1 %

Bei den übrigen Fällen ließ sich entweder die Kapsel nicht fassen oder sie platzte erst während der Entbindung der Linse. Außer den obgenannten Fällen keine Verluste.

Der Prozentsatz der in der unverletzten Kapsel vollendeten Extraktionen läßt sich jederzeit vermehren, wenn eben von vornherein nur die höchstwahrscheinlich hierzu geeigneten Starformen intrakapsular zu extrahieren versucht, also insbesondere die tumescenten Katarakten und jugendlichen Linsen ausgeschlossen werden. Da der Versuch aber keinen Schaden bringen kann, haben wir in den letzten Jahren bei allen Altersstaren und auch bei vielen Jugendlichen die i. E. versucht. In einem erheblichen Prozentsatz gelingt es ja, wenn die Kapsel erst beim Durchtritt der Linse durch die Wunde platzt, ein großes Stück oder sogar die ganze Kapsel wenigstens mit dem größten Teil der Linse zu entfernen. Wir hatten diese Resultate mit ± bezeichnet. Vollkommen der extrakapsularen Extraktion entsprachen die als negativ bezeichneten Fälle, die in der kompletten Statistik von 1522 Augen nur 347, d. i. 22,7% betrugen.

Daß sich gerade immature und nukleare Stare am besten zur i. E. eignen, hat Kubik in seiner Zusammenstellung und ich oben in den »Indikationen« eingehend hervorgehoben.

Literatur.

1909. Elschnig, A.: Die Extraktion des Altersstars in der Kapsel. Arch. Augenheilk. 63, 189.

Elschnig u. Ulbrich: Die Ätiologie und Prophylaxe der postoperativen Augenentzündungen. Graefes Arch. 72, 395.

v. Hess: Über Star- und Nachstaroperationen. Z. Augenheilk. 22, 242.

Savage: A new method of detaching the cataract in its capsule. J. amer. med. Assoc., Oct. 9.

1910. Dimmer: Bemerkungen zur Starextraktion. Z. Augenheilk. 27, 93.

1911. Elschnig, A.: Einfache Lappenextraktion der senilen Katarakt mit Iriswurzelincision. Arch. Augenheilk. 69, 319.

1912. Claus: Über die Kataraktoperation mit Pflügerscher Basalexcision. Inaug.-Diss. Freiburg.

Nesfield: Extraction of cataract in its capsule by division of suspensory ligament. Indian med. Gaz. 47, 10. Oct.

Stroud, Hosford: A new method of extraction of cataract in the capsule. Ophthalm. rev. 192. Trans. ophthalm. Soc. U. Kingd. 30, III, 303.

1914. Maddox, E. E.: A traction string for intra-capsular extraction of cataract. Trans. ophthalm. Soc. U. Kingd. 34, 284.

McKechnie: On the choice of an operation for cataract. Ophthalm. rev. 33, Nr 397, 330.

1915. Elschnig, A.: Intraokulare Irisreposition. Klin. Mbl. Augenheilk. 54, 186.

Hansell, H. F.: The extraction of the cataractous lens in its capsule. As practised in the Coltea Hospital Bucharest, Rumania. N. Y. State J. Med. 101, 620.

Knapp, A.: Report of one hundred successive extractions of cataract in the capsule after subluxation with the capsule forceps. Arch. of Ophthalm. 44, 1.

1916. Maddox, E.: A mode of extracting the lens in its capsule. Ophthalm. Rec. 25, 325.

Török, E.: Extraction of cataract in the capsule by a slight modification of the von Graefe method. Ann. of Ophthalm. 25, 712.

1917. Barraquer: Un procédé d'extrême douceur pour l'extraction »in toto« de la cataracte. Clin. ophthalm. 333.

Green, A. S. a. Green, L. D.: Factors to be considered in the intracapsular cataract operation. Ophthalm. Rec. 26, 455.

Green, A. S. a. Green, L. D.: The Smith-Indian cataract operation illustrated by moving picutres. Ophthalmology 13, 406.

Green, A. S. a. Green, L. D.: Intracapsular extraction of senile cataract: an analysis of one hundred and forty-six consecutive cases. Trans. Sect. ophthalm. amer. med. Assoc. 257.

1918. Allport, Frank: Some remarks concerning the Smith-Indian intracapsular operation for cataract. Amer. J. Ophthalm. 1, 345.

Barraquer et Anduyned: Un procédé d'extrême douceur pour l'extraction »in toto« de la cataracte. Clin. ophthalm. 328.

Barraquer: Quelques indications de la phacoerisis. Clin. ophthalm. 387.

Green, A. S. a. Green, L. D.: Extraction de la cataracte dans sa capsule (opération de Smith) au cinématographe. Clin. ophthalm. 643.

1919. Barraquer, J.: Kritik der modernen Methoden der Kataraktextraktion. Españ. oftalm. 265.

1919. **Kearney, J. A.**: Cystotome extraction of lenses within the capsule. Arch. of Ophthalm. **48**, 62.

1920. **Ascher, K. W.**: Über die Extraktion des Altersstares in der Kapsel nach Smith. Klin. Mbl. Augenheilk. **64**, 365.

Barraquer: Phakoerisis. Extraction du cristallin dans sa capsule à l'aide de l'érisiphake. Annales d'Ocul. **157**, 328.

Barraquer: Phakoerisis. Amer. J. Ophthalm. **3**, 720.

Barraquer et Barraquer: Critiques des méthodes modernes d'extraction de la cataracte. Clin. ophthalm. **24**, 167.

Barraquer, I.: Über 1000 Fälle von Phakoerisis. Rev. cubana Oftalm. **2**, 160.

Barraquer, J.: Kritik der modernen Methoden der Kataraktextraktion. Rev. cubana Oftalm. **2**, 151.

Barraquer: La phacoérisis. Annales d'Ocul. **157**, 702.

Coppez, H.: Extraction de la cataracte dans sa capsule (opération de Smith) rendue au cinématographe. Bull. Soc. belge Ophthalm. 51.

McDannald: An instrument devised for the removal of cataractous lenses in their capsules. Report of the proc. of the sect. on ophthalm. of the N. Y. Acad. Med. Ref. Arch. of Ophthalm. **50**, 93.

Sternberg, Joseph E.: Complications in the intracapsular extraction of cataract. Amer. J. Ophthalm. **3**, 282.

Veléz, Daniel: Kataraktextraktionen nach dem Barraquerschen Verfahren. Arch. of Ophthalm. **20**, 239.

1921. **Barraquer, I.**: Über Phakoerisis. Verh. d. außerordentl. Tag. d. ophthalm. Ges. Wien 205.

Barraquer, I.: Phakoerisis. Arch. of Ophthalm. **50**, 307.

Barraquer, I.: Deux façons de faire l'extraction totale par phacoérisis. Annales d'Ocul. **158**, 429.

Barraquer, J.: Technique de la phakoerisis. Clin. ophthalm. **10**, 303.

Barraquer, I.: Über Phakoerisis. Arch. Oftalm. **21**, 243, 113.

Barraquer, I.: Phakoerisis. Rev. cubana Oftalm. **3**, 370.

van Duyse: L'aspiration de la cataracte. Le Scalpel **74**, 204.

Gallemaerts: Vingt-quatre extractions totales de la cataracte par l'érisiphaque de Barraquer. Annales d'Ocul. **158**, 214.

Green, A. S. a. Pacheco Luna, R.: The Barraquer intracapsular cataract operation. Amer. J. Ophthalm. **4**, 595.

Greenwood, A.: Intracapsular cataract extraction by traction alone. Trans. amer. ophthalm. Soc. **19**, 96.

v. Grósz, E.: Über einige Operationsmethoden an der kgl. ungarischen Universitäts-Augenklinik Nr. 1 in Budapest. Graefes Arch. **105**, 1075.

King, Clarence: Practical points in cataract extraction emphasized in Col. Henry Smith's technique for intracapsular extraction. Arch. of Ophthalm. **50**, 440.

Knapp, A.: Report of a second hundred successive extractions of cataract in the capsule after preliminary subluxation with the capsule forceps. Arch. of Ophthalm. **40**, 426.

Knuesel: Demonstration of erisiphakia. Rev. gén. Ophthalm. **35**, 320.

Liebermann, L.: Barraquers ›Erisiphake‹. Orv. Hetil. (ung.) **65**, 276.

Marbaix: Étude sur l'extraction du cristallin cataracté dans sa capsule. Le Scalpel **75**, Nr 22, 513.

Marbaix: Réflexions sur trois cas d'extraction de la cataracte dans sa capsule par la ventouse de Barraquer sans vide vibratoire. Annales d'Ocul. **158**, 801.

Mixra: Modified Smith cataract operation in capsule. Indian med. J. **2**, 502.

Munoz Urra: Un moyen simple pour la production du vide nécessaire pour l'extraction de la cataracte ›in toto‹ selon la méthode de Barraquer (Phacoérisis). Annales d'Ocul. **84**, 809.

1921. Ormond, Arthur: A note on a method of extracting the crystalline lens in its capsule by means of »suction«. Trans. ophthalm. Soc. U. Kingd. 41, 223.

Parker, W.: Senile cataract extraction. Amer. J. Ophthalm. 4, 650.

Pratt, F. J. a. Pratt, J. A.: Operations by the Smith-Indian-Fisher method. Minnesota Med. 370. June.

Stanka, R.: Über den Wert der Iriswurzelincision bei der Altersstarextraktion. Klin. Mbl. Augenheilk. 66, 117.

St.-Martin: A propos de la phacoérisis de Barraquer. Clin. ophthalm. 10, 487.

Santoz, Fernández: Die spanische Methode (Phakoerisis) bei der Kataraktextraktion. Rev. cubana Oftalm. 3, 625.

Smith, Henry: The treatment of cataract. Arch. of Ophthalm. 50, 515.

Smith, Henry: The Barraquer operation for cataract. Brit. J. Ophthalm. 5, 552.

Webster Fox: Die intrakapsuläre Kataraktextraktion. Rev. cubana Oftalm. 3, 661.

Würdemann: Fifty thousand Smith-Indian operations. Amer. J. Ophthalm. 4, 631.

1922. Barraquer, J.: Phakoerisis. Med. ibera 16, Nr 239, 525.

Barraquer, I.: Phakoerisis. The advantages and important details of technique. Arch. of Ophthalm. 51, 448.

Barraquer, I.: Phakoerisis. Internat. congr. Ophthalm. Washington 1922 313.

Elschnig, A.: Zur Extraktion des Altersstares. Verh. dtsch. ophthalm. Ges. Jena.

Elschnig, A.: Diskussion zu Seefelder. 100-Jahrfeier d. Vers. dtsch. Naturforsch. u. Ärzte. Klin. Mbl. Augenheilk. 69, 521.

Gallemaerts: Opération de Barraquer. Annales d'Ocul. 159, 481.

Greeff: Über Phakoeresis. Dtsch. med. Wschr. 48, 647.

Green, A. S. a. Green, L. D.: Vaccum method of intracapsular cataract extraction. Amer. J. Ophthalm. 5, 92.

Green, A. S. a. Green, L. D.: The intracapsular expression extraction of cataract. Arch. of Ophthalm. 51, 338.

v. Grósz: Demonstration von Barraquers Erisiphake. Ung. ophthalm. Ges. Budapest. Ref. Klin. Mbl. Augenheilk. 69, 137.

Holland, H. T.: Some contra-indications of the intracapsular operation for cataract based on 8,000 cases by an intra-capsular operator. Indian med. Gaz. 57, 296.

Johnson, G. Lindsay: A new method of removing the lens in its capsule. Arch. of Ophthalm. 51, 548.

Leiva Daza, M.: Die Barraquersche Methode. Semana méd. 29, 103.

van Lint: Les avantages de la méthode de Barraquer l'emportent-ils sur ses inconvénients? Arch. d'Ophthalm. 39, 523.

McDannald: Vacuum extractions of cataracts. Amer. J. Ophthalm. 5, 90.

McReynolds: Further observations on intracapsular cataract operations in North America. Trans. of the sect. on Ophthalm. of the Amer. med. Assoc. 73. ann. sess. St. Louis 171.

McReynolds: Prof. Barraquer of Barcelona and his method of phakoerisis. Amer. J. Ophthalm. 5, 83.

Marbaix: Étude sur l'extraction du cristallin cataracté dans sa capsule. Le Scalpel 75, 513. Annales d'Ocul. 159, 660.

Munoz Urra: Einige Fragen bezüglich der Extraktion der Katarakt »in toto« nach der Methode von Barraquer. Siglo méd. 70, 3577.

Munoz Urra: Ein einfaches Verfahren zur Erzeugung des zur Extraktion in toto des Stars nach der Barraquerschen Methode benötigten Vacuums. Graefes Arch. 107, 148.

Nitsch: Bericht über zehn während der außerordentlichen Tagung der Wiener ophthalm. Gesellschaft von Barraquer operierten Fälle. Ophthalm. Ges. Wien. Ref. Klin. Mbl. Augenheilk. 69, 135.

Ralston, Wallace a. Goar, E. L.: Detachment of the retina following intracapsular cataract extraction. Amer. J. Ophthalm. 5, 372.

1922. Riva, G.: La terapia della cataratta e la facoerisi Barraquer. Ann. Med. nav. e colon. 1, 223.

Smith, F. F. Strother: Extraction of the lens in its capsule. Indian med. gaz. 57, 253.

Stoewer, P.: Meine Staroperation durch Ansaugung, eine historische Bemerkung zur »Phakoerisis«. Klin. Mbl. Augenheilk. 69, 287.

Zentmayer, W.: Results of cataract operations performed by Col. Henry Smith at Wills Hospital Philadelphia, Pa. Amer. J. Ophthalm. 5, 97.

1923. Barkan, H.: Cataract extractions performed by Prof. Josef Meller of Vienna, 1919—1921. Review of two hundred and forty-nine operations. J. amer. med. Assoc. 81, 2086.

Barraquer, S.: Die Lehren von sieben Jahren Barraquerscher Operation. Med. ibera 17, 157.

Basterra: Kataraktextraktion durch das Vakuum. An. Acad. med.-quir. españ. 10, 230.

Dickson, R. M.: A vacuum apparatus for cataract extraction. Record of failure. Indian med. Gaz. 58, 571.

Fischer, W. A.: Corrected report of col. Smith's cataract operations. Amer. J. Ophthalm. 6, 124.

Giri, D. V.: Some observations on intra-capsular extraction of cataract, with description of a simple technique. Trans. ophthalm. Soc. U. Kingd. 43, 248.

Greeves, R. Affleck: A series of consecutive cases of cataract extraction by Barraquer's method. Trans. ophthalm. Soc. U. Kingd. 43, 223.

Johnson, G. Lindsay: Une méthode nouvelle de l'extraction du cristallin dans sa capsule. Arch. d'Ophthalm. 40, 99.

Koeppe, L.: Untersuchungen über die Wirkungen des Barraquerschen Saugers auf die Linse während der Totalextraktion des Katarakt. Siglo méd. 71, Nr 3621, 436, Nr 3622, 461, Nr 2623, 484, Nr 3624, 509.

McLean: My experiences in working with Dr. Barraquer in Barcelona. Arch. of Ophthalm. 52, 460.

Mills, Lloyd: Phacoerisis. Amer. J. Ophthalm. 6, 901.

Monauni, Ciro: Intorno ad alcuni recenti metodi di estrazione capsulo-lenticolare della cataratta. (Metodi Gradenigo, H. Smith, J. Barraquer.) Scritti di scienze med. e natur. celebrazione del primo centenario dell'acad. di Ferrara 1823—1923. Jg. 1923, 137.

Moore, R. Foster: A modified suction cataract extractor. Brit. J. Ophthalm. 7, 235.

Moore, R. Foster: A series of cases of cataract extraction by Barraquer's method. Trans. ophthalm. Soc. U. Kingd. 43, 232.

Peter, Luther C.: Slit lamp studies of hernia of the vitreous. Its results to cataract operations. Amer. J. Ophthalm. 6, 644.

Shanker, H.: Vitreous escape in intracapsular extraction of cataract in prominent eye-balls or fat patients. Indian med. Gaz. 58, 251.

Smith, F. F. Strother: End results in intra-capsular extraction (Smith). Indian med. Gaz. 58, 208.

Spasski, S. S.: Einige Bemerkungen über die intrakapsulare Starextraktion. Izv. Obšč. Wratschei južno-ussur. Kraj Wladimostock 1, 144.

Szymanski, J.: L'extraction intracapsulaire latérale de la cataracte à l'anse. Arch. d'Ophthalm. 40, 729.

Ubaldo, A. R.: Cataract extraction after Barraquer's method of phakoerisis. Amer. J. Ophthalm. 6, 906.

Zentmayer, W.: Intracapsular cataract extraction with the erisiphake. Amer. J. Ophthalm. 6, 202.

1924. de Andrade, Gabriel: Die Staroperationen nach der indischen Methode. Brazil.-med. 2, 251.

Basterra: Neuer Saugapparat zur Kataraktextraktion. Med. ibera 18, Nr 343, 509.

1924. McCool, Joseph L.: The extraction of senile cataract by vacuum fixation. Trans. amer. ophthalm. Soc. **22**, 375.

Elschnig, A.: Die Extraktion des Altersstars in der Kapsel. Vers. Heidelb. ophthalm. Ges. 145.

Elschnig, A.: Starextraktion in der Kapsel. Vers. dtsch. ophthalm. Ges. tschech. Rep. Ref. Klin. Mbl. Augenheilk. **73**, 786.

Guiral y Viondi: Über Phakoerisis. Arch. Oftalm. **24**, 641.

Holland, H. T.: One hundred cataract operations performed in one day in Shikarpur, Sind, India. Arch. of Ophthalm. **53**, 155.

Saint-Martin: L'extraction totale de la cataracte par le procédé de Barraquer. Ses indications, sa technique, ses resultats. Rev. méd. de l'est. **52**, 278.

Spitzer, B.: Altersstarextraktion myopischer Augen. Klin. Mbl. Augenheilk. **73**, 175.

Stanka, R.: Die bakteriologische Prophylaxe vor bulbuseröffnenden Operationen. Klin. Mbl. Augenheilk. **72**, 432.

Ubaldo, A. R. a. Fernando, A. S.: Intracapsular cataract with the report of thirty consecutive operations. Erisiphake. Amer. J. Ophthalm. **7**, 608.

Wright, R. E.: The Barraquer operation and vitreous changes. Amer. J. Ophthalm. **7**, 155.

1925. Cruickshank, M. M.: Phacoerisis: Observations on the technique with a report on 115 consecutive cases. Brit. J. Ophthalm. **9**, 321.

Elschnig, A.: Extraction of senile cataract in the capsule. Amer. J. Ophthalm. **8**, Nr 5.

Finlay, C. E.: Intrakapsulare Kataraktextraktionen. Arch. Oftalm. **25**, 92.

Fromaget, C.: Louis Béranger, oculiste bordelais. Inventeur de l'extraction du cristallin cataracté dans sa capsule (1775). Bull. Soc. franç. Ophthalm. **38**, 465.

Harston, M.: The safety limits of the Jullunder operation for the intracapsular extraction of cataract. Proc. roy. Soc. Med. **18**, Nr 12.

Hern, J.: An operation for the removal of cataract in its capsule. Trans. ophthalm. Soc. U. Kingd. **45**, 116.

Jocqs, R.: Doit-on extraire la cataracte avec ou sans sa capsule avec ou sans suture? Clin. ophthalm. **14**, 249.

Kalt, E.: Les résultats de l'extraction de la cristalloide dans l'opération de la cataracte. Annales d'Ocul. **162**, 489.

Knapp, A.: Late results of intracapsular cataracte extraction. Trans. ophthalm. Soc. U. Kingd. **45**, 117.

Licskó, A.: Über Starextraktion in der Kapsel. Orvosképés (ung.) **15**, Sonderh. 71.

Saint-Martin: Résultats comparatifs de l'extraction de la cataracte, par la méthode de Barraquer et par l'arrachement d'un large lambeau de la capsule antérieure. Bull. Soc. franç. Ophthalm. **38**, 496.

Sinclair, A. H. H.: Intracapsular extraction of cataract, with some new instruments and their use. Trans. ophthalm. Soc. U. Kingd. **45**, 127.

Vila Coro: Kritisches zur Phakoerisis. Rev. méd. Barcelona **4**, 47.

Wright, R. E.: A series of 250 cataract extractions by Barraquer's method. Brit. J. Ophthalm. **9**, 57.

1926. Addario, C.: L'integrità del diaframma elastico zonula-capsulare deve essere mantenuta, perciò tutti i metodi di estrarre in toto la cataratta sono da scartarsi. Ann. Ottalm. **54**, 1221.

Blum, Helen: Die Extraktion des grauen Stares in der Kapsel (bei kompliziertem Star) an Hand der durch Herrn Prof. Stock ausgeführten Kapselextraktionen an der Tübinger Univ.-Augenklinik 1921—1925. Diss. Tübingen.

Elschnig, A.: Neue Methoden und Resultate bei der Staroperation. Rev. médica Hamb. **7**, 251.

Elschnig, A.: Über die Naht bei der Altersstarextraktion. Klin. Mbl. Augenheilk. **76**, 30.

1926. Elschnig, A.: Le passage du fil à travers le droit supérieur pour la fixation du globe dans les opérations. Annales d'Ocul. **163**, 204.

Ferrer, H.: Die vorherige Tonometrie bei der Kataraktoperation. Arch. Oftalm. hisp.-amer. **26**, 510.

Green, J.: Safeguards in cataract expression. J. amer. med. Assoc. 360.

Hume, G.: The intracapsular operation for cataract extraction. Lancet **211**, 804.

Licskó, A.: Removal of cataract with the capsule. Brit. J. Ophthalm. **10**, 485.

van Lint: Extraction latérale intra-capsulaire de la cataracte. Arch. d'Ophthalm. **43**, 591.

Smith, Henry: A new technique for the expression of the cataractous lens in its capsule. Arch. of Ophthalm. **55**, 213.

Treacher Collins: The pathologist in the operating theatre. Niederl. ophthalm. Ges. Ref. Klin. Mbl. Augenheilk. **77**, 225.

1927. Basterra, J.: Kollaps des hinteren Augenpols. Med. ibera **21**, Nr 490, 345. Ref. Zbl. Ophthalm. **18**, 597.

Dunphy, E. B.: Loss of vitreous in cataract extraction. Trans. Sect. Ophthalm. amer. med. Assoc. 223.

Elschnig, A.: Hilfsverfahren bei der Altersstarextraktion. Arch. Augenheilk. **98**, 300.

Elschnig, A. u. Zentner: Gleichzeitige Extraktion des Altersstars an beiden Augen. Arch. Augenheilk. **98**, 306.

Elschnig, H. H.: Über die Extraktion der durchsichtigen Linse bei hochgradiger Myopie. Arch. Augenheilk. **98**, 312, (Nachtrag) 320.

Fisher, W. A.: Cataract (Facoerisis). Illinois med. J. **51**, 148.

Kubik, J.: Über Altersstarextraktionen in der Kapsel. Vers. Heidelb. ophthalm. Ges. 185.

van Lint: Extraction latérale intracapsulaire de la cataracte au moyen de la ventouse. Bull. Soc. franç. d'Ophthalm. **40**, 383.

Pardo, R.: Sull'estrazione capsulo-lenticolare della cataratta. Atti Congr. Ottalm. 39.

Parker, W. R.: Cataract extraction. Comparative results obtained by the combined, simple and Knapp-Török methods of procedure. J. amer. med. Assoc. **89**, 27.

Ros, A.: Das Smithsche Gesetz bei der Kataraktoperation. An. Acad. méd.-quir. españ. **14**, 867.

Schwartz, F. O.: A lens expression hook. Amer. J. Ophthalm. **10**, 416.

Smith, Henry: The treatment of the iris in cataract operations. Arch. of Ophthalm. **56**, 108.

Smith, Russel: Barraquer's operation. Brit. J. Ophthalm. **11**, 152.

Ulrich: Über die retroiridische Jakobsonsche Staroperation zur Erinnerung an Julius Jakobson. Z. Augenheilk. **63**, 111.

Verhoeff, F. H.: A new operation for removing cataracts with their capsule. Trans. amer. ophthalm. Soc. **25**, 48.

Wright, R. E.: Résumé of notes on a series of fifty cataract extractions with Green's apparatus by lt.-col. Wright and dr. K. Koman Nayar. Trans. ophthalm. Soc. U. Kingd. **49**, 329.

1928. Elschnig, A.: Corneal suture in senile cataract extraction. Amer. J. Ophthalm. **11**, 267.

Elschnig, A.: Zur Technik der Vorderkammereröffnung bei seichter Kammer. Klin. Mbl. Augenheilk. **80**, 382.

Hartshorne, J.: Loss of vitreous. Amer. J. Ophthalm. **11**, 287.

Hoerven, E.: Über intrakapsulare Starextraktion nach der Stanculeanu-Török-schen Methode. Acta ophthalm. (København.) **6**, 470.

Lešer, O.: Extraktion seniler Katarakte mit der Kapselpinzette nach Kalt. Čas. lék. česk. **2**, 1159.

Maddox, E.: Wound fixation for intracapsular extraction of cataract. Brit. J. Ophlhalm. **12**, 411.

1928. Maddox, E.: A new fixation site for the globe in intracapsular cataract extraction. Trans. ophthalm. Soc. U. Kingd. **48**, 372.

Maestro, L.: Di un metodo perfezionato di estrazione intracapsulare della cataratta. Boll. Ocul. **7**, 985.

Márquez: »Freuden« der Totalexstirpation der Katarakt. An. Acad. méd.-quir. españ. **15**, 576.

Márquez: Ein Fall von Kataraktoperation links mit Extraktion in toto, rechts nach klassischer Methode. An. Acad. méd.-quir. españ. **15**, 415.

Pelayo: Bedingungen des operativen Effekts bei der senilen Katarakt. An. Acad. méd.-quir. españ. **15**, 564.

Poyales, F.: Die Totalextraktion der Katarakt. Arch. Oftalm. hisp.-amer. **28**, 327.

Roy, M. M.: A cataract expression operation. Indian med. Gaz. **63**, 323.

Saint-Martin: La mydriase adrénalique dans l'opération de la cataracte. Annales d'Ocul. **165**, 743.

1929. Basterra, J.: Über die Totalextraktion der senilen Katarakt mit Kapselpinzette. Arch. Oftalm. hisp.-amer. **30**, 517.

Castroviejo, Briones R.: Über 100 Fälle von Kataraktoperation. Rev. cub. Oftalm. **1**, 369.

Castroviejo, Briones: Statistisches bei 100 Staroperierten. Med. ibera **1**, 649.

Elschnig, A.: Altersstarextraktion in der Kapsel bei Keratokonus. Russk. oftalm. Ž. **10**, 454.

Elschnig, A.: Der gegenwärtige Stand der Altersstarextraktion in der Kapsel. 13. internat. Ophthalm.-Kongr. Amsterdam.

Guiral y Viondi: Warum verwendet die Mehrzahl der Augenärzte nicht die Kataraktextraktion mittels Ansaugens? Arch. Oftalm. hisp.-amer. **29**, 649.

Hoerven, E.: 126 Extraktionen nach dem Stanculeanu-Török-Verfahren. Acta ophthalm. (København.) **7**, 169.

Kalt, E.: Die moderne Staroperation (Hornhautnaht und Extraktion in der Kapsel). 13. internat. Ophthalm.-Kongr. Amsterdam.

Kubik, J.: Über die intrakapsulare Starextraktion nach Stanculeanu-Török. Klin. Mbl. Augenheilk. **82**, 592.

van Lint, A.: Seitliche intrakapsulare Starextraktion. 13. internat. Ophthalm.-Kongr. Amsterdam 1929.

Manes, A.: Totalextraktion der Linse mit der Kapsel (150 Fälle). Arch. Oftalm. Buenos Aires **4**, 426.

McCool: Certain operative procedures employed in ophthalmology. California Med. **31**, 390.

Manes, A.: Vervollkommnung der Kataraktextraktion. Arch. oftalm. Buenos Aires **4**, 48.

Meding, C. B.: The new intracapsular operation for cataract extraction. Arch. of ophthalm. **1**, 569.

Morton, H.: Intracapsular extraction without iridectomy. Amer. J. Ophthalm. **12**, 90.

Nanhorya, H. B. D.: Analysis of a hundred cases of cataract extraction at the Raipur hospital by Smith method with a flap of conjunctiva. Indian med. Gaz. **64**, 193.

Nugent: The Barraquer cataract operation and its simplified form. Arch. physic. Ther. **10**, 267.

Peter, Luther: Important phases of a satisfactory senile cataract extraction. Amer. J. Ophthalm. **12**, 727.

Poyales: Die vereinfachte Phacoerisis nach Fisher. Arch. Oftalm. hisp.-amer. **30**, 555.

Poyales: Die Zonula bei den verschiedenen Formen von Star und ihre Bedeutung für die Wahl der bei der vollständigen Extraktion anzuwendenden Methode. 13. internat. Ophthalm.-Kongr. Amsterdam.

1929. Ring, G. O.: A recent visit to the Barcelona clinic of Dr. Ignacio Barraquer. Amer. J. Ophthalm. 12, 98.

Rötth, A.: Über die Bedeutung der Starreste. Graefes Arch. 122, 34.

Safar, K.: Über die Ausziehung des Altersstar in der Kapsel (nach der Methode Stanculeanu-Török-Elschnig). Z. Augenheilk. 69, 147.

Sinclair: Intrakapsuläre Starextraktion. 13. internat. Ophthalm.-Kongr. Amsterdam

Stock, W.: Über die Operation der komplizierten Stare (Extraktion der Linse in der Kapsel bei chronischer Uveitis). 13. internat. Ophthalm.-Kongr. Amsterdam.

1930. Abramovicz, J.: L'introduction de l'air dans la chambre antérieure au cours de l'opération de la cataracte. Annales d'Ocul. 167, 581.

Argañarez, Raúl: Die Kataraktoperation. Arch. Oftalm. Buenos Aires 5, 261.

Arruga, H.: Die intrakapsulare Kataraktextraktion. Arch. Oftalm. hisp.-amer. 30, 593.

Cadilhac, G.: L'extraction totale de la cataracte par l'érisiphaque. Paris: Masson et Cie.

Castresana, B.: Die Kataraktoperation. Rev. cub. Oftalm. etc. 3, 221.

Castresana, B.: Meine Pinzette zur Extraktion der Katarakt in toto. Arch. Oftalm. hisp.-amer. 30, 481.

Castroviejo, R.: Histologie und Pathologie der Zonula. Med. ibera 1, 693.

Gradle, H. S.: The age of patients operated on for senile cataract. J. amer. med. Assoc. 95, 774.

Jahnke, W.: Zur Untersuchung und Behandlung der normal erscheinenden Bindehaut vor bulbuseröffnenden Operationen. Klin. Mbl. Augenheilk. 85, 644.

Knapp, A.: Ein 3. Hundert aufeinanderfolgender Extraktionen der Linse in geschlossener Kapsel, nach präliminärer Subluxation mit der Kapselpinzette. Arch. Augenheilk. 103, 263.

Knüsel, O.: Ophthalmologischer Film (Stanculeanuextraktion). Klin. Mbl. Augenheilk. 85, 283.

Manes, A. J.: Über 280 Kataraktoperationen nach Stanculeanu-Török-Elschnig. Semana méd. 2, 1005.

Mendoza, R.: Meine Meinung über die vorhergehende Druckmessung bei der Kataraktextraktion. Rev. cub. Oftalm. 2, 100.

Mendoza, R.: Über die besten Operationsmethoden der senilen Katarakt. Rev. cub. Oftalm. 2, 100.

Mills, Lloyd: Intracapsular cataract operations. California Med. 32, 405.

Poyales, E.: Vergleichende Studie über die verschiedenen Methoden der Totalextraktion der Katarakt. An. Hosp. José y Adela 1, 11.

Rötth, A.: Über die anatomischen Grundlagen der kapsulären Kataraktextraktion. Orv. Hetil. (ung.) 2, 1238.

v. Rötth u. Klein: Die Linsenkapsel bei der intrakapsularen Staroperation. Klin. Mbl. Augenheilk. 84, 823.

Sander-Larsen: Intrakapsuläre Staroperation. Verh. ophthalm. Ges. 1930, 55. Hosp.tid. (dän.) 2.

Traquair, H. M.: Notes on new instruments and technique in cataract operation. Trans. ophthalm. Soc. U. Kingd. 50, 564.

Varšavskij, J.: Über intrakapsuläre Staroperation nach Stanculeanu-Török. Russk. oftalm. Ž. 12, 494.

1931. Arruga, H.: Ein Haken zur Extraktion der Starlinse in der Kapsel. Klin. Mbl. Augenheilk. 86, 670.

Birch-Hirschfeld: Ein Vergleich der Resultate der Altersstaroperation mit und ohne vorbereiteten Bindehautlappen. Z. Augenheilk. 74, 1.

Cowan, A.: Über eine Membran zwischen Glaskörper und Vorderkammer nach intrakapsularer Linsenextraktion. Amer. Ophthalm.-Ges. Asheville. Ref. Klin. Mbl. Augenheilk. 87, 415.

1931. Elschnig, A.: Altersstarextraktion in der Kapsel bei Keratokonus. Klin. Mbl. Augenheilk. 86, 79.

Elschnig, A.: Altersstarextraktion in der Kapsel. Z. Augenheilk. 75, 1.

Fehr: Die Ausziehung des Altersstares in der Kapsel. Berl. augenärztl. Ges. Juni 1931. Ref. Klin. Mbl. Augenheilk. 87, 113.

Ibáñez Puiggari: Intrakapsulare Extraktion der Linse (540 Fälle). Semana méd. 1, 876.

Igersheimer: Erfahrungen mit der intrakapsularen Methode der Starextraktion nach Stanculeanu-Török-Elschnig. Ver. hess. u. hess.-nassauischer Augenärzte Nr. 1931. Ref. Klin. Mbl. Augenheilk. 87, 345.

Knapp, A.: Extraction of cataract. Report of a third hundred successive extractions in the capsule after preliminary subluxation with the capsule forceps. Arch. of Ophthalm. 5, 575.

McAndrews, L. F.: Intracapsular cataract extraction: Its present status. Arch. of Ophthalm. 5, 93.

Manes, A.: Neue Betrachtungen über die intrakapsulare Kataraktoperation nach Stanculeanu-Török-Elschnig. (312 Fälle.) Semana méd. 1, 941.

Manes, A. J.: Chirurgische Behandlung der Myopie. Aıch. Oftalm. Buenos Aires 6, 23.

O'Malley, C. Conor: Intra-capsular cataract extraction at Moga, Punjab. Brit. J. Ophthalm. 15, 152.

Poyales, F.: Die Operation nach Elschnig. Arch. oftalm. hisp.-amer. 31, 351.

Rubert, J.: Über Entbindung des Altersstars in der Kapsel bei Keratokonus. Klin. Mbl. Augenheilk. 86, 615.

Verhoeff, F. H.: Der Zustand der intraokularen Gewebe nach intrakapsularer Extraktion in histologischen Befunden. Amer. ophthalm. Soc. Asheville 1931. Ref. Klin. Mbl. Augenheilk. 87, 416.

Wolfe, O. R.: The Barraquer cataract operation. (Modified.) Amer. J. Ophthalm., III. s. 14, 510.

Yagües, García J.: Mein Eindruck von der Phakoeresis. Arch. Oftalm. hisp.-amer. 31, 9.

Verlag von Julius Springer / Berlin

Kurzes Handbuch der Ophthalmologie. Bearbeitet von zahlreichen Fachgelehrten. Herausgegeben von Geheimrat Prof. Dr. F. Schieck, Direktor der Universitäts-Augenklinik in Würzburg, und Prof. Dr. A. Brückner, Direktor der Universitäts-Augenklinik in Basel.

In 7 Bänden. Jeder Band ist einzeln käuflich.

Erster Band: **Anatomie, Entwicklung, Mißbildungen, Vererbung.** Bearbeitet von P. Eisler, A. Franceschetti, R. A. Pfeifer, R. Seefelder. Mit 423 zum Teil farbigen Abbildungen. XVI, 882 Seiten. 1930.
RM 134.—; gebunden RM 138.60*

Dritter Band: **Orbita, Nebenhöhlen, Lider, Tränenorgane, Augenmuskeln, Auge und Ohr.** Bearbeitet von M. Bartels, A. Birch-Hirschfeld, R. Cords, A. Linck, W. Löhlein, W. Meisner. Mit 454 zum Teil farbigen Abbildungen. XV, 745 Seiten. 1930.   RM 134.—; gebunden RM 138.60*

Vierter Band: **Conjunctiva, Cornea, Sclera, Verletzungen, Berufskrankheiten, Sympathische Erkrankung, Augendruck, Glaukom.** Bearbeitet von E. Cramer†, H. Köllner†, W. Reis, F. Schieck, R. Thiel. Mit 463 zum großen Teil farbigen Abbildungen. XII, 874 Seiten. 1931.
RM 165.—; gebunden RM 169.60*

Fünfter Band: **Gefäßhaut, Linse, Glaskörper, Netzhaut, Papille und Opticus.** Bearbeitet von W. Gilbert, A. Jess, H. Rönne, F. Schieck. Mit 466 meist farbigen Abbildungen. XIV, 774 Seiten. 1930.
RM 134.—; gebunden RM 138.60*

Sechster Band: **Auge und Nervensystem.** Bearbeitet von C. Behr, F. Best, R. Bing, A. Franceschetti, W. Kyrieleis, F. Quensel, W. Runge, L. W. Weber†, Fr. Wohlwill. Mit 277 zum Teil farbigen Abbildungen. XV, 878 Seiten. 1931.   RM 148.—; gebunden RM 152.60

In Vorbereitung:

Zweiter Band: Physiologie der Ernährung und der Zirkulation des Auges. Von O. Weiss-Königsberg i. Pr. — Morphologische Veränderungen der Netzhaut durch Lichtwirkung. Von K. vom Hofe-Köln. — Der Sehpurpur. Von R. Dittler-Marburg. — Die chemischen Vorgänge in der Netzhaut. Von R. Dittler-Marburg. — Elektrische Vorgänge im Sehorgan. Von A. Kohlrausch-Tübingen. — Lichtsinn. Von W. Comberg-Berlin. — Der Farbensinn. Von R. Helmbold-Danzig. — Theorien des Licht- und Farbensinns. Von R. Helmbold-Danzig und H. K. Müller-Basel. — Physiologie des optischen Raumsinns. Von R. Dittler-Marburg. — Physikalische Optik einschließlich der Brillenlehre. Von H. Erggelet-Jena. — Anomalien der Refraktion und Akkommodation. Von H. Erggelet-Jena. — Brillenlehre. Von H. Erggelet-Jena. — Klinische Untersuchungsmethoden. Von A. Brückner-Basel. — Die Bakterienflora des Auges. Von M. zur Nedden-Düsseldorf.

Siebenter Band: Erkrankungen des Stoffwechsels. Von L. Lichtwitz-Berlin. — Erkrankungen des Herzens, der Gefäße und des Blutes in ihren Beziehungen zum Auge. Von R. Kümmell-Hamburg. — Tuberkulose und Auge. Von J. Igersheimer-Frankfurt a. M. — Syphilis und Auge. Von J. Igersheimer-Frankfurt a. M. — Die Erkrankungen des Sehorgans in ihren Beziehungen zu den Infektionskrankheiten (einschließlich Lues und Tuberkulose). Von M. Zade-Heidelberg. — Augenveränderungen bei Intoxikationen. Von C. H. Sattler-Königsberg i. Pr. — Die auf das Auge übergreifenden Hautkrankheiten. Von W. Lutz-Basel. — Basedowsche Krankheit. Von H. Zondek-Berlin. — Immunität und Auge. Von H. Dold-Kiel und F. Schieck-Würzburg. — Augenkrankheiten in den Tropen. Von C. Bakker-Hilversum. — Die Wirkung der in der Ophthalmologie gebräuchlichen Medikamente und ihre Gewinnung. Von E. Frey-Göttingen. — Chemotherapie. Von H. Steidle-Würzburg. — Physikalische Therapie. Von W. Comberg-Berlin. — Hygiene. Blindenwesen. Von G. Lenz-Breslau.
